JN056841

柔道整復師国家試験対策
でる ポ と でる 問

増補改訂第2版

【下巻】運動学
病理学
一般臨床医学
外科学
整形外科学
リハビリテーション医学
公衆衛生学

片岡彩子、鍵村昌範、木村文規
深谷高治、伏見直哉、荒木誠一
本川渉 他・著

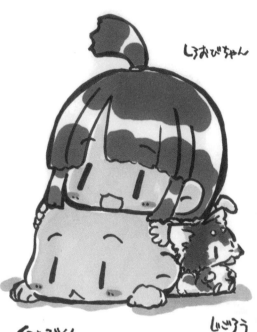

しおびちゃん

くろおびくん

むぎろう

Round Flat

増補改訂第2版　はじめに

　どのように国試勉強をすれば良いか全くわからない学生へ、本書では「問題を解いて」理解していく方法を勧めています。

　本書では国家試験の過去問題に基づいて要点をまとめ、過去問を少しアレンジした正誤問題を解答解説と合わせて掲載しています。

　赤いチェックシートで重要語句や解答が消えるようになっていますが、ただ読むのではなく、是非その語句・解答を「紙に書く」ことをして欲しいと思っています。「テスト形式で解答を書いて、自分で答え合わせをしていく」ことで、本書の内容がより頭に入るはずです。

　ページの成約もあり、全てを網羅しているわけではありませんが、何から始めようか迷っている場合は、まずは1ページ、自分で「テスト」してみてください。

　最後に、本書作成にあたりご尽力いただいた先生方、出版社の皆様に厚く御礼申し上げます。

2019年12月吉日

片岡　彩子

本書の活用法

国家試験にでるポイント

　国家試験に出題されている内容の要点を短くまとめています。

　国家試験に出題されているキーワードや重要語句は赤字にしてあります。赤シートを利用して、繰り返し学習できるようになっています。

　十分に理解し、記憶に定着したらチェックボックスにチェックを入れましょう。

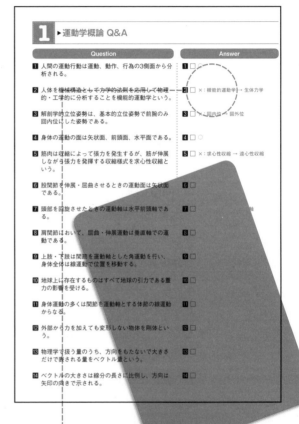

---

1 ▶運動学概論

運動学の領域

- □ 運動学は、運動に関する身体の（構造）と（機能）の関係を理解し、（運動障害）の分析方法を学ぶ学問である。
- □ 人間の運動行動は、（運動）、（動作）、（行為）の3つの側面から分析される。
- □ 運動を分析する際には、（関節運動）、（筋収縮様式）、（生体力学）、（運動発現の理由）、（運動の目的）に基づいて分類される。

基本姿勢と運動軸

- □ 基本姿勢には、（基本　　　）姿勢と（　　　　　）姿勢がある。
- □ 解剖学的立位姿勢は、基本的立位姿勢から前腕を（　　　　）した姿勢をいう。
- □ 空間における運動は関節を中心とした体節の回転運動であり、その回転中心を（運動軸）という。
- □ 運動の面は（　　　）、（　　　）、（　　　）である。
- □ 運動の軸である（　　　）、（　　　）、（　　　　　　　）は運動の面に対して常に直角の関係にある。
- □ 屈曲と伸展は、（　　　）・（　　　　）の動きである。
- □ 外転と内転は、（　　　）・（　　　）の動きである。
- □ 外旋と内旋は、（　　　）・（　　　）の動きである。
- □ 運動はその過程した軌跡により（　　　）と（　　　）に分類される。
- □ 関節の回転、回旋、円運動は（　　）運動である。
- □ 歩行移動のように点から点に並進する運動は（　　　）である。

運動と力学

- □ 身体運動に関与する力には、（　　　）、（　　　　）、（　　　）、（　　　力）がある。
- □ 普通、物体という場合は（　　　）として扱い、力学では剛体を、どのように力を加えても形と（体積）が変化しない物体と（　　　　）している。

---

1 ▶運動学概論 Q&A

Question	Answer
1 人間の運動行動は運動、動作、行為の3側面から分析される。	1 □ ○
2 人体を機械構造ともその力学的法則を応用して物理的・工学的に分析することを機能的運動学という。	2 □ ×：機能的運動学 → 生体力学
3 解剖学的立位姿勢は、基本的立位姿勢で前腕のみ回内位にした姿勢である。	3 □ ×：回内位 → 回外位
4 身体の運動の面は矢状面、前頭面、水平面である。	4 □ ○
5 筋肉は収縮によって張力を発生するが、筋が伸展しながら張力を発揮する収縮様式を求心性収縮という。	5 □ ×：求心性収縮 → 遠心性収縮
6 股関節を伸展・屈曲させるときの運動面は矢状面である。	6 □
7 頭部を回旋させたときの運動軸は水平前頭軸である。	7 □
8 肩関節において、屈曲・伸展運動は垂直軸での運動である。	8 □
9 上肢・下肢は関節を運動軸とした角運動を行い、身体全体では線運動で位置を移動する。	9 □
10 地球上に存在するものはすべて地球の引力である重力の影響を受ける。	10 □
11 身体運動の多くは関節を運動軸とする体節の線運動からなる。	11 □
12 外部から力を加えても変形しない物体を剛体という。	12 □
13 物理学で扱う量のうち、方向をもたないで大きさだけで表される量をベクトル量という。	13 □
14 ベクトルの大きさは線分の長さに比例し、方向は矢印の向きで示される。	14 □

国家試験にでる問題

　国家試験の過去問題を参考に作成したオリジナルの正誤問題です。

　ポイント整理で要点を確認した後で、解答と解説を赤シートで隠して問題にチャレンジしてみましょう。

　十分に理解し、記憶に定着したらチェックボックスにチェックを入れましょう。

CONTENTS [目次]

柔道整復師国家試験対策
でるポとでる問
[下巻]運動学・病理学・一般臨床医学・外科学・整形外科学・リハビリテーション医学・公衆衛生学

【執筆者一覧】(五十音順)

浅田　桃太郎
東亜大学非常勤講師
修士 (保健学)、臨床検査技師

阿部　浩明
新潟柔整専門学校
修士 (医科学)、柔道整復師

荒木　誠一
帝京平成大学　健康医療スポーツ学部　准教授
修士 (情報学)、柔道整復師

石田　陽子
新潟柔整専門学校
博士 (歯学)、歯科医師

市村　安史
新潟柔整専門学校
柔道整復師、鍼灸師、日体協AT

井手　貴治
東亜大学　教授
歯科医師

小笠原　史明
新潟柔整専門学校　学科長
柔道整復師、鍼灸師

鍵村　昌範
東亜大学　准教授
修士 (教育学)

片岡　彩子
博士 (薬学)

川谷　悠也
栗原整形外科　理学療法科　主任
柔道整復師

木村　悦子
東亜大学　准教授
柔道整復師

木村　文規
日本柔整師国家試験対策協会
柔道整復師

鈴木　伸典
新潟柔整専門学校
医師

鈴木　美波
帝京平成大学　健康医療スポーツ学部　助教
修士 (情報学)、柔道整復師

喬　炎
長野県看護大学　教授
博士 (医学)

髙橋　洋
新潟リハビリテーション大学　教授
修士 (体育学)、理学療法士

髙橋　康輝
東京有明医療大学　准教授
博士 (健康科学)

谷口　邦久
福岡歯科大学　名誉教授
歯科医師

林田　弥子
鍼灸こひろ治療院　院長
鍼灸師

深谷　高治
新潟柔整専門学校
修士 (体育学)、柔道整復師

伏見　直哉
長崎医療こども専門学校　柔道整復師学科
副学科長
柔道整復師

本川　渉
福岡歯科大学　名誉教授
歯科医師

イラスト　植木　美恵

6

柔整国試
でる ポ とでる 問

PART 1　運動学

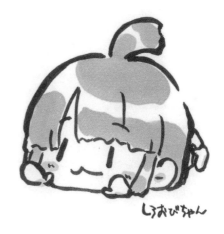

しおびちゃん

1 ▶ 運動学概論

運動学の領域

☐ 運動学は、運動に関する身体の（構造）と（機能）の関係を理解し、（運動障害）の分析方法を学ぶ学問である。

☐ 人間の運動行動は、（運動）、（動作）、（行為）の3つの側面から分析される。

☐ 運動を分析する際には、（関節運動）、（筋収縮様式）、（生体力学）、（運動発現の理由）、（運動の目的）に基づいて分類される。

基本姿勢と運動軸

☐ 基本姿勢には、（基本的立位）姿勢と（解剖学的立位）姿勢がある。

☐ 解剖学的立位姿勢は、基本的立位姿勢から前腕を（回外位）した姿勢をいう。

☐ 空間における運動は関節を中心とした体節の回転運動であり、その回転中心を（運動軸）という。

☐ 運動の面は（矢状面）、（前頭面）、（水平面）である。

☐ 運動の軸である（垂直軸）、（水平矢状軸）、（水平前頭軸）は運動の面に対して常に直角の関係にある。

☐ 屈曲と伸展は、（矢状面）・（水平前頭軸）の動きである。

☐ 外転と内転は、（前頭面）・（水平矢状軸）の動きである。

☐ 外旋と内旋は、（水平面）・（垂直軸）の動きである。

☐ 運動はその通過した軌跡により（角運動）と（線運動）に分類される。

☐ 関節の回転、回旋、円運動は（角）運動である。

☐ 歩行移動のように点から点に並進する運動は（線運動）である。

運動と力学

☐ 身体運動に関与する力には、（重力）、（外部抵抗力）、（筋収縮の生み出す張力）、（摩擦力）がある。

☐ 通常、力学では物体を（剛体）として扱う。剛体は力が作用しても（変形しない）物体と定義する。

- [ ] 方向を持たず、大きさだけで表される量を（スカラー量）、大きさと方向を持つ量を（ベクトル量）という。

スカラー量	（質量）、（温度）、（面積）、（体積）、（ベクトルの内積）、（距離）、（速さ）、（加速度の大きさ）、（トルク）、（仕事量）
ベクトル量	（位置）、（速度）、（加速度）、（力）、（運動量）、（角運動量）、（力のモーメント）

- [ ] 同じ物理量を表すベクトル同士の（合成）や（分解）は可能である。

- [ ] 2つのベクトルの合成（和）は（平行四辺形法）ないしは（三角形法）により可能である。
  ※3つ以上のベクトルの合成は、このうちの2つのベクトルを合成したものに他のベクトルを順次合成すればよい。

- [ ] 分解の方法は無数にあるが、通常ある方向とそれに（直角な方向）に分解することが多い。

- [ ] 物体の全質量が集まっているとみなす点を（質量中心）という。重力下では物体の（質量中心）は（重心）に一致する。無重力下では、（重心）の概念は存在しない。

- [ ] 物体がある支点を中心に回転する能率を、その支点に関する（力のモーメント）という。

- [ ] 力のモーメントの大きさ（M）は、支点から力の作用線におろした最小距離（これを「腕の長さ」という）aと力の大きさFの積で表される。（M＝a F）

- [ ] 力点と荷重点が支点をまたぐのは第1種のてこで、（安定性のてこ）とよばれる。

- [ ] 荷重点が力点と支点の間にあるのは第2種のてこで、（力のてこ）とよばれる。

- [ ] 力点が支点と荷重点の間にあるのは第3種のてこで、（動きのてこ）とよばれる。

第1種のてこ	（片脚立脚時の中殿筋）、（頭部の前後方向のつり合い）
第2種のてこ	（肘関節屈曲時の腕橈骨筋）、（舌骨上筋群による開口）
第3種のてこ	（肘関節屈曲時の上腕二頭筋）、（中殿筋による側臥位での股関節外転）

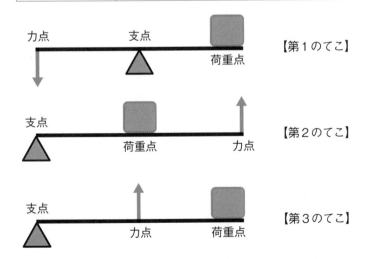

【第1のてこ】

【第2のてこ】

【第3のてこ】

☐ 物体に（外力）が加わらないとき、物体は静止したものは静止し続け、運動しているものは（等速度運動）をし続ける。これを、ガリレオの（慣性の法則）という。

☐ 地表面の運動については空気抵抗や摩擦力がないとすれば、水平方向には（慣性の法則）が成り立つが、鉛直方向については外力である（重力）が作用するので慣性の法則は成り立たず、（等加速度運動）を行う。

☐ 物体に力を加えると、力の方向に加速度が生じその大きさは質量に反比例する。これをニュートンの（運動の法則）という。

☐ 物体に力を加えると、大きさ等しく逆向きの力が物体から加わる。これを（作用・反作用の法則）という。

☐ 「慣性の法則」「運動の法則」「作用・反作用の法」の3つの法則をニュートン力学の（運動の三法則）という。

☐ 力の単位にはkg重などの（重量単位）とNやdynなどの（絶対単位）がある。

☐ 重力によって物体に生じる加速度を（重力加速度）といい、重力加速度は g＝（9.8）m/sec^2 が使用されている。

☐ 仕事は（力）と（距離）の積で求められる。

☐ 仕事量は、力の大きさと（力の方向に進んだ距離）との積、または（移動した距離）と（力の移動方向の成分）との積で表される。数学的には（変位ベクトル）と力ベクトルの内積（スカラー積ともいう）である。仕事の単位はエネルギーの単位と同じ（ジュールJ＝Nm）が用いられる。

☐ 単位時間あたりになされる仕事量のことを仕事率といい、単位はワット（W）である。ワットとジュールはW＝J／sの関係にある。

☐ 力学的エネルギーには（位置エネルギー）と（運動エネルギー）の2種類あり相互に転換するが、空気抵抗や摩擦力などによる熱損失がなければこれらの和は常に一定に保たれる。これを（力学的エネルギーの保存則）という。

☐ 人体の滑車構造は（定滑車）に類似し、これは力の（方向）を変換させる。
　※外果を通過する長腓骨筋腱はこの例である。

MEMO

1 ▶運動学概論 Q&A

Question	Answer
1 人間の運動行動は運動、動作、行為の3側面から分析される。	**1** ☐ ○
2 人体を機械構造として力学的法則を応用して物理的・工学的に分析することを機能的運動学という。	**2** ☐ ×：機能的運動学 　　→ 生体力学またはバイオメカニックス
3 解剖学的立位姿勢は、基本的立位姿勢で前腕のみ回内位にした姿勢である。	**3** ☐ ×：回内位 → 回外位
4 身体の運動の面は矢状面、前頭面、水平面である。	**4** ☐ ○
5 筋肉は収縮によって張力を発生するが、筋が伸展しながら張力を発揮する収縮様式を求心性収縮という。	**5** ☐ ×：求心性収縮 → 遠心性収縮
6 股関節を伸展・屈曲させるときの運動面は矢状面である。	**6** ☐ ○
7 頭部を回旋させたときの運動軸は水平前頭軸である。	**7** ☐ ×：水平前頭軸 → 垂直軸
8 肩関節において、屈曲・伸展運動は垂直軸での運動である。	**8** ☐ ×：垂直軸 → 水平前頭軸
9 上肢・下肢は関節を運動軸とした角運動を行い、身体全体は線運動で位置を移動する。	**9** ☐ ○
10 地球上に存在するものはすべて地球の引力である重力の影響を受ける。	**10** ☐ ○
11 身体運動の多くは関節を運動軸とする体節の線運動からなる。	**11** ☐ ×：線運動 → 角運動
12 外部から力を加えても変形しない物体を剛体という。	**12** ☐ ○
13 物理学で扱う量のうち、方向をもたないで大きさだけで表される量をベクトル量という。	**13** ☐ ×：ベクトル量 → スカラー量
14 ベクトルの大きさは線分の長さに比例し、方向は矢印の向きで示される。	**14** ☐ ○

15 ベクトル量の力は、2つ以上の力を合成することができる。

15 □ ○

16 速度や力積はスカラー量である。

16 □ ×：スカラー量 → ベクトル量

17 重力下にある物体において、質点は重心と同様に用いられる。

17 □ ×：質点 → 質量中心

18 物体をある支点を中心に回転させる力をその支点に関する力のモーメントという。

18 □ ○

19 荷重点が力点と支点の間にあるのは第1のてこである。

19 □ ×：第2のてこ

20 第3のてこは安定性のてことよばれる。

20 □ ×：安定性のてこ → 運動のてこ

21 三角筋による肩関節の外転運動時には第1のてこが利用される。

21 □ ×：第1のてこ → 第3のてこ

22 腕橈骨筋による肘関節の屈曲は第2のてこが利用される。

22 □ ○

23 片脚立位時の中殿筋の作用は第1のてこである。

23 □ ○

24 人の体に多いてこは第2のてこである。

24 □ ×：人体で最も多く使われるのは第3のてこ

25 肘関節屈曲時の上腕二頭筋作用は第3のてこである。

25 □ ○

26 第1のてこの特徴は、安定性にある。

26 □ ○

27 加速度は物体の質量に比例する。

27 □ ×：比例する → 反比例する

28 徒手筋力検査法は作用・反作用の法則を適用している。

28 □ ○

29 物体が地球上や宇宙空間などのいかなる場所にあっても一定で変化しない量を重量という。

29 □ ×：変化しない量を重量 → 質量

30 力が物体に働いてその物体が力の方向にある距離だけ移動した場合に、力は仕事をしたという。

30 □ ○

31 運動をしている物体がもつ仕事をする能力を位置エネルギーという。

31 □ ×：位置エネルギー → 運動エネルギー

32 ワット（W）は仕事率の単位である。

32 □ ○

▶運動の感覚・反射と随意運動・四肢の運動

運動の感覚

- □ 運動感覚とは身体運動により生じる感覚で、（関節受容器）、（筋紡錘）、（腱器官）、皮膚の圧受容器および内耳の（前庭器官）などが関与する。

- □ 筋紡錘と腱器官

	筋紡錘	腱器官
存在部位	（筋腹中）	（筋腱移行部）
筋線維との位置関係	（並列）	（直列）
求心路	（Ⅰa線維）、（Ⅱ線維）	（Ⅰb線維）

- □ 筋の受動的伸展では（筋紡錘）と（腱器官）ともに張力刺激が加わるが、筋自身の能動的収縮では張力刺激は（腱器官）のみが感知する。

- □ 筋紡錘を形成する線維を（錘内筋線維）といい、筋紡錘の外に存在する一般の筋線維を（錘外筋線維）という。

- □ 錘内筋線維には（核袋線維）と（核鎖線維）が存在する。

- □ 筋紡錘の錘内線維は脊髄の（γ運動ニューロン）による遠心性支配を受ける。

- □ （γ運動ニューロン）は錘内筋線維を収縮し筋紡錘の（感度）を調節し、これを（ガンマ調節）という。

反射と随意運動　　※具体的な反射については生理学参照!!

- □ 反射運動は単純な刺激で起こり、（定型的）で単純な応答パターンをとり、応答に（意志）を必要としない。　　※意志の影響は受ける

- □ 反射を起こす経路を（反射弓）といい、（受容器）、（求心路）、（反射中枢）、（遠心路）、（効果器）で構成される。

求心路	（受容器）からのインパルスを（反射中枢）に伝える
遠心路	（反射中枢）からのインパルスを（効果器）に伝える

☐ 反射中枢

脊髄	（伸張反射）、（屈筋反射）、（陽性支持反応・陰性支持反応）、（交差性反射）、（脊髄節間反射）
延髄・橋	（緊張性頸反射）、（緊張性迷路反射）、（頭部から起こり体幹に作用する立ち直り反射）
中脳・視床	（迷路から起こり頭部に作用する立ち直り反射）、（体表に加わる刺激から起こり頭部・体幹・四肢に作用する立ち直り反射）
大脳皮質	（眼から起こり頭部に作用する立ち直り反射）、（踏み直り反応）、（跳び直り反応）、（足踏み反応）

☐ 歩行時の腕振りのように、随意運動を行う際の身体他部に生じる、不随意的な運動を（連合運動）という。

☐ 随意運動が起こるメカニズムは十分に解明されていないが、外界あるいは体内からの刺激により（大脳辺縁系）などが関与して運動の（意図・意欲）が生じ、次いで（大脳皮質連合野）、大脳基底核、小脳などが関与し（運動指令のプログラム）が作られ、このプログラムが（大脳運動野）に送られ錐体路、脊髄の前角のα運動神経を経て筋肉を動かし運動が（実行）されると考えられている。
※運動（指令）のプログラムとは運動の開始、遂行、停止に至る一連の指令のこと。

☐ 肩甲骨の胸郭上の（第2～第7肋骨間）に位置し、前頭面と約（30）°、鎖骨と約（60）°の角度をなしている。

四肢の運動

☐ 上肢帯の運動と作用する筋

運動	主な筋　※（　　）は補助筋
挙上	僧帽筋上部、菱形筋 、肩甲挙筋
下制	僧帽筋下部、小胸筋、鎖骨下筋
内転	僧帽筋中部、菱形筋
外転	前鋸筋 、小胸筋
上方回旋	前鋸筋、僧帽筋上部・下部
下方回旋	菱形筋、小胸筋、（肩甲挙筋）

☐ 肩甲骨（特に内側縁）が胸郭より浮いたものを（翼状肩甲）といい、（前鋸筋）の筋力低下や麻痺によって起こる。

☐　肩関節の運動と作用する筋

運動	主な筋　※（　　）は補助筋
屈曲（前方挙上）	三角筋前部、大胸筋鎖骨部
伸展（後方挙上）	三角筋後部、広背筋、大円筋
外転（側方挙上）	棘上筋、三角筋中部
内転	大胸筋、大円筋胸腹部、広背筋
外旋	棘下筋、小円筋
内旋	肩甲下筋、大円筋、（大胸筋）、（広背筋）
水平屈曲（水平内転）	三角筋前部、大胸筋、烏口腕筋、肩甲下筋
水平伸展（水平外転）	三角筋中部・後部、棘下筋、小円筋、（広背筋）、（大円筋）

☐　肩関節の分回し運動は、（屈曲）、（伸展）、（内転）、（外転）の複合運動である。

☐　上腕と肩甲骨が（2）：（1）の比率で外転運動することを（肩甲上腕リズム）という。

☐　肩関節外転120°で上腕骨大結節と肩甲骨肩峰が接触するため、外転90°以上で上腕骨は（外旋）を伴う。

☐　肘関節、前腕の運動と作用する筋

運動	主な筋　※（　　）は補助筋
屈曲	上腕二頭筋、上腕筋、腕橈骨筋、（円回内筋）、（手関節屈筋群）
伸展	上腕三頭筋、（肘筋）、（手関節伸筋群）
回内	円回内筋、方形回内筋、（腕橈骨筋）、（肘筋）
回外	回外筋、（上腕二頭筋）、（腕橈骨筋）、（長母指外転筋）

☐　肘関節の運動範囲（自動運動域）は屈曲（145°）伸展（5°）前腕回内外（90°）である。

☐　肘角は上腕軸と前腕軸のなす角であり（運搬角）ともいい、生理的（外）反となる。

☐　股関節の運動と作用する筋

運動	主な筋
屈曲	腸腰筋、大腿直筋、恥骨筋、大腿筋膜張筋
伸展	大殿筋、大腿二頭筋、半膜様筋、半腱様筋
外転	大腿筋膜張筋、中殿筋
内転	恥骨筋、薄筋、長内転筋、短内転筋、大内転筋
外旋	大殿筋、深層外旋筋
内旋	小殿筋

☐ 膝関節運動と作用する筋と作用する筋

運動	主な筋
屈曲	半腱様筋、半膜様筋、大腿二頭筋
伸展	大腿四頭筋、大腿筋膜張筋
内旋	半腱様筋、半膜様筋
外旋	大腿二頭筋短頭

☐ 膝関節の運動範囲は伸展が約（10°）、屈曲が約（135°）であり、靭帯の緊張のない膝関節屈曲時に内旋は（10°）、外旋は（20°）はである。

☐ 膝関節は（屈伸）運動と（回旋）運動を行う（らせん関節）である。

☐ 屈伸運動は、（ころがり）運動と（すべり）運動の複合運動に回旋を含む運動で、屈曲初期（20°以内）は（ころがり）運動で、徐々に（すべり）運動の要素が加わり、最終的には（すべり）運動だけになる。

☐ 膝関節の終末強制回旋運動（screw home movement）とは、完全伸展になる直前に（外旋）、完全伸展からの屈曲初期に（内旋）が起こる不随意的運動である。

MEMO

2 ▶運動の感覚・反射と随意運動・四肢の運動 Q&A

Question	Answer
1 皮膚感覚や深部感覚は体性感覚である。	**1** □ ○
2 α運動神経は錘外筋線維を支配する。	**2** □ ○
3 γ運動神経は錘外筋線維を支配する。	**3** □ ×：錘内筋線維を支配
4 Ⅰb求心性神経は筋紡錘から出る。	**4** □ ×：筋紡錘はⅠaかⅡ求心性神経
5 Ⅱ求心性神経は腱器官から出る。	**5** □ ×：腱器官はⅠb求心性神経
6 筋紡錘は筋に対して直列に位置する。	**6** □ ×：筋紡錘は並列、腱器官は直列に位置する。
7 筋の能動的収縮では筋紡錘、腱器官ともに張力刺激が加わる。	**7** □ ×：能動的収縮では張力刺激は腱器官のみが感知する。
8 全身で筋紡錘は約 20,000 個存在する。	**8** □ ○
9 γ運動ニューロンは筋紡錘の感度調節に関与する。	**9** □ ○
10 反射は意識に影響を受けることはない。	**10** □ ×：反射は意識に影響を受ける。
11 反射運動は単純な刺激で起こり、定型的な応答パターンをとる。	**11** □ ○
12 反射弓の求心路は反射中枢からの神経インパルスを効果器に伝える。	**12** □ ×：求心路は感覚器のインパルスを反射中枢に伝える。
13 脊髄反射は姿勢制御には関与しない。	**13** □ ×：関与する。
14 屈筋反射の反射中枢は中脳である。	**14** □ ×：脊髄
15 緊張性迷路反射の反射中枢は中脳である。	**15** □ ×：延髄
16 足踏み反応の反射中枢は中脳である。	**16** □ ×：中脳 → 大脳皮質
17 交差性反射の反射中枢は脊髄である。	**17** □ ○
18 随意運動の意志・意図は大脳辺縁系で生じる。	**18** □ ○
19 反射弓における効果器は感覚刺激を神経インパルスに置き換える。	**19** □ ×：感覚刺激を神経インパルスに置き換えるのは受容器である。

20 反射弓において筋は効果器に相当する。

20 ☐ ○

21 随意運動の情報伝達の流れは、大脳辺縁系→大脳運動野→大脳連合野→脊髄の順である。

21 ☐ ×：大脳辺縁系 → 大脳連合野 → 大脳運動野 → 脊髄の順

22 一般に肩甲骨は第5～第11肋骨の高さに位置する。

22 ☐ ×：第2～第7肋骨間に位置する。

23 肩甲骨は前頭面と約30°の角度をなす。

23 ☐ ○

24 鎖骨下筋の麻痺や筋力低下によって翼状肩甲が生じる。

24 ☐ ×：前鋸筋の筋力低下や麻痺によって起こる。

25 肩関節の分回し運動とは屈曲、伸展、内旋、外旋の複合運動のことをいう。

25 ☐ ×：内旋、外旋 → 内転、外転

26 肩関節の外転90°以上で上腕骨は内旋を伴う。

26 ☐ ×：上腕骨の外旋を伴う。

27 肩甲骨の下制運動には肩甲挙筋、前鋸筋が関与する。

27 ☐ ×：肩甲骨の下制運動は僧帽筋下部、小胸筋、鎖骨下筋などが関与する。

28 前鋸筋は肩甲骨を内転させる。

28 ☐ ×：外転させる。

29 肩関節の伸展に三角筋前部筋線維が作用する。

29 ☐ ×：肩関節の伸展に三角筋後部筋線維が作用する。

30 肩関節の外転運動に大胸筋、大円筋、広背筋などは関与する。

30 ☐ ×：大胸筋、大円筋、広背筋は肩関節内転に関与、外転に関与する筋は棘上筋、三角筋中部など

31 肩関節の外旋運動には、棘下筋、小円筋が関与する。

31 ☐ ○

32 肘関節の屈曲運動には腕橈骨筋が関与する。

32 ☐ ○：その他、上腕二頭筋、上腕筋が関与する。

33 股関節の内旋・外旋はともに、30°の可動域がある。

33 ☐ ×：30°→45°

34 股関節の内転運動には、縫工筋、大腿直筋が関与する。

34 ☐ ×：股関節の内転は恥骨筋、薄筋、長・短・大内転筋、大殿筋などが関与する。

35 股関節の外旋運動には、大殿筋、深層外旋筋が関与する。

35 ☐ ○

36 膝関節は屈伸運動と回旋運動を行う、らせん関節である。

36 ☐ ○

37 完全伸展位からの屈曲初期は、すべり運動で徐々にころがり運動の要素が加わり最終的には、ころがり運動だけになる。

37 ☐ ×：初期のころがり運動の後、徐々にすべり運動となり、最終的には、すべり運動だけとなる。

38 膝関節内旋には半腱様筋、半膜様筋が関与する。

38 ☐ ○：その他に縫工筋や薄筋なども関与する。

3 ▶姿勢と歩行

姿勢

☐ 運動学では姿勢を定義するとき、（構え）と体位の2つに区分する。

☐ 頭部、体幹、四肢の相対的位置関係を意味し、頭部前屈位などと表現されるのは（構え）であり、身体と重力方向との関係を表すもので、立位などと記されるのは（体位）である。

☐ 治療のための関節固定時に諸動作が容易となる肢位を良肢位＝（機能肢位）＝便宜肢位という。

☐ 肘関節の良肢位は屈曲（90）°、手関節の良肢位は背屈（10～20）°、膝関節の良肢位は屈曲（10）°、足関節の良肢位は底背屈（0）°である。

☐ 立位姿勢を後方から見て、（後頭隆起）、椎骨棘突起、殿裂、（両膝関節内側の中心）、（両内果間の中心）が身体の中央（正中線）を通過する垂直線上にあるとき、側方のバランスがよいという。

☐ 立位姿勢を側方から見て（乳様突起）、（肩峰）、（大転子）、膝関節前部（膝蓋骨後面）、（外果の前方5～6cm）、が前頭面にあって、垂直であるとき、前後方向のバランスがよいという。

☐ 立位の支持基底は、両足底とその間の部分の合計面積で、支持基底の面積が（広）い程立位姿勢の安定性はよく、支持基底内の重心線の位置が（中心）に近い程安定性がよい。

☐ 重力に対抗して立位姿勢を保持する働きを抗重力機構といい、そこで働く筋群を抗重力筋という。

☐ （前脛骨）筋、大腿四頭筋、腹筋群、頸部屈筋群は身体の腹側に位置する抗重力筋であり、下腿三頭筋、ハムストリングス、（大殿）筋、脊柱起立筋群は身体の背側に位置する抗重力筋である。頸部伸筋群、脊柱起立筋群、ハムストリングス、（ヒラメ）筋をとくに主要姿勢筋群と呼ぶ。

☐ 正常な立位姿勢を保持するときの足関節での重心線は足関節よりも前方を通り、身体は前へ倒れやすくなる、これに対抗するために（ヒラメ）筋、ときに腓腹筋が活動する。

☐ 正常な立位姿勢を保持するときの膝関節での重心線は膝関節中央のやや前方を通り重力のモーメントは膝（伸展）に作用するため、膝関節の固定には筋活動はとくに必要としない。

☐ 正常な立位姿勢を保持するときの股関節での重心線は股関節の後方を通り、股関節の伸展に作用する、これに対抗するため（腸腰）筋が働き股関節の過伸展を防ぐ。

☐ 正常な立位姿勢を保持するときの脊柱での重心線は第4腰椎のやや前部を通過するため、脊柱を前方へ曲げるように作用する、これに対抗するため（脊柱起立）筋群が活動する。

歩行

- [ ] 正常歩行は（基本的立位）姿勢から開始される。
  1歩とは（一側）の踵が接地し、次に（対側）の踵が接地するまでの動作のことである。

- [ ] 重複歩とは（一側）の踵が接地して、次に（同じ側）の踵が接地するまでの動作のことである。

- [ ] 歩行率（ケイデンス）とは単位時間あたりの（歩数）のことで、通常は（歩数）／分で示される。

- [ ] 歩行周期は（立脚）相と（遊脚）相に分け、（立脚）相は足が接地している期間、（遊脚）相は離地している期間のことである。

- [ ] 立脚相で足底が地面に着いているとき、足底が床を圧する力と同等の力が地面から反力として作用する。これを（床反力）または地面反応という。

- [ ] 重心の位置は（立脚中期）で最高，踵接地期または同時定着時期に最低となり、（立脚中期）でもっとも側方に，踵接地期または同時定着時期に中央となる。

- [ ] 股関節は1歩行周期に伸展と屈曲を各（1）回行う。

- [ ] 膝関節は1歩行周期に（2）回の屈曲と伸展を行う。

- [ ] 足関節は1歩行周期に（2）回の屈曲と伸展を行う。

- [ ] 物につかまって伝わり歩きをするつかまり歩行ができる時期はおよそ生後（11）か月〜、片手支持から支持なしでの独り歩きがみられる時期はおよそ（1）歳〜、スキップ動作ができる時期はおよそ（5）歳〜、成人型歩行がみられる時期はおよそ（6）歳〜である。

- [ ] 足関節拘縮により尖足変形があると遊脚相で膝を高く上げ、立脚相ではつま先から接地する（鶏状）歩行がみられる。

- [ ] 中殿筋麻痺により（トレンデレンブルグ）歩行がみられる。

- [ ] 前脛骨筋麻痺により（鶏状）歩行がみられる。

- [ ] 進行性筋ジストロフィーにより（動揺性）歩行がみられる。

- [ ] （酩酊）歩行は脊髄、小脳，前庭器官の障害による運動失調によりみられる。

- [ ] 走行では、歩行と比べ重心の（上下）方向の移動が大きく、力学的エネルギーの消費も（大きい）。

3 ▶ 姿勢と歩行 Q&A

| Question | Answer |

1 正常歩行は基本的立位姿勢から開始される。

1 ☐ ○

2 1歩とは一側の踵が接地し、次に対側の踵が接地するまでの動作のことである。

2 ☐ ○

3 重複歩とは一側の踵が接地して、次に同じ側の踵が接地するまでの動作のことである。

3 ☐ ○

4 歩行率(ケイデンス)とは単位時間あたりの歩いた距離のことである。

4 ☐ ×：歩数のこと

5 歩行周期のうち立脚相は足が離地している期間のことである。

5 ☐ ×：接地している期間

6 床反力は地面反応とも表現される。

6 ☐ ○

7 重心の位置は立脚中期で最高、踵接地期または同時定着時期に最低となる。

7 ☐ ○

8 股関節は1歩行周期に伸展と屈曲を各2回行う。

8 ☐ ×：1回

9 膝関節は1歩行周期に3回の屈曲と伸展を行う。

9 ☐ ×：2回

10 足関節は1歩行周期に2回の屈曲と伸展を行う。

10 ☐ ○

11 つかまり歩行ができる時期はおよそ生後11か月からである。

11 ☐ ○

12 支持なしでの独り歩きがみられ始める時期は凡そ2歳からである。

12 ☐ ×：1歳〜

13 スキップ動作ができる時期は凡そ5歳からである。

13 ☐ ○

14 成人型歩行がみられ始める時期はおよそ10歳からである。

14 ☐ ×：6歳〜

15 足関節拘縮での尖足変形があると鶏状歩行がみられる。

15 ☐ ○

16 大殿筋麻痺によりトレンデレンブルグ歩行がみられる。

16 ☐ ×：中殿筋麻痺

17 前脛骨筋麻痺により鶏状歩行がみられる。　　**17** ☐ ○

18 進行性筋ジストロフィーにより動揺性歩行がみられる。　　**18** ☐ ○

19 酩酊歩行は運動失調によりみられる。　　**19** ☐ ○

20 走行では、歩行と比べ重心の上下方向の移動は小さい。　　**20** ☐ ×：移動は大きい。

21 運動学では姿勢を定義するとき、構えと体位の2つに区分する。　　**21** ☐ ○

22 良肢位＝機能肢位＝便宜肢位である。　　**22** ☐ ○

23 肘関節の良肢位は伸展5°である。　　**23** ☐ ×：屈曲90°

24 手関節の良肢位は掌屈30°である。　　**24** ☐ ×：背屈10〜20°

25 膝関節の良肢位は伸展10°である。　　**25** ☐ ×：屈曲10°

26 足関節の良肢位は背屈20°である。　　**26** ☐ ×：底背屈0°

27 側方のバランスの5指標は後頭隆起、椎骨棘突起、殿裂、両膝関節内側の中心、両内果間の中心である。　　**27** ☐ ○

28 前後方向のバランスの5指標は乳様突起、肩峰、大転子、膝関節前部（膝蓋骨後面）、外果の前方2〜3cmである。　　**28** ☐ ×：前方5〜6 cm

29 立位の支持基底は、両足底とその間の部分の合計面積である。　　**29** ☐ ○

30 支持基底の面積が狭い程立位姿勢の安定性はよい。　　**30** ☐ ×：広い程よい。

31 支持基底内の重心線の位置が中心に近い程安定性がよい。　　**31** ☐ ○

32 前脛骨筋、大腿四頭筋や頸部屈筋群は身体の腹側に位置する抗重力筋である。　　**32** ☐ ○

33 下腿三頭筋やハムストリングスは身体の背側に位置する抗重力筋である。　　**33** ☐ ○

34 頸部伸筋群、脊柱起立筋群は主要姿勢筋群に含まれる。　　**34** ☐ ○

4 ▶運動発達・運動学習

運動発達

☐ 体格が大きくなることを（成長）という。

☐ 生体の（構造と機能）がある程度安定することを（成熟）という。

☐ 生体の構造・機能が分化し多様化や複雑化することを（発達）という。

☐ 乳幼児期は（神経系が未発達）であるため、年長児には見られない各種の反射が見られるが、神経系の発達が進むと各種の反射が（消退）し（随意）的支配へと移行する。
※正常な消失時期を経過しても各種反射が消失しない時は、神経系の異常が疑われる。

☐ 出生後の乳児期運動が未熟なのは、（中枢神経）の髄鞘化が（不完全）であるためである。
※末梢神経の髄鞘化は出生時、すでに形成されている。

☐ （原始）反射は新生児期にみられ、月齢が進み神経系が発達すると（消退）する反射のことで（モロー反射）、（ガラント反射）、（ランドウ反射）などがある。

原始反射	正常な出現期間(月齢)	
モロー反射	（0～4か月）	背臥位で後頭部を支え急に手を離すと、上肢の（伸展）・（外転）後、上肢の（内転）がみられる反射
ガラント反射	（0～2か月）	乳児の背中や脊柱の側面をこすると、（刺激）側に体幹が側屈する反射

☐ 多くの原始反射は生後（6カ月ごろ）までには統合されて消退する。

☐ 運動発達には、①（頭部から尾部へと発達）、②（中枢から末梢へと発達）、③（粗大運動から微細運動へと発達）の3つの発達原則がある。

☐ 個人差はあるが1歳頃までに（粗大な運動）が発達し、その後（微細運動）が発達する。

4か月	（首がすわる）
5か月	（寝返り）
1歳	（ひとり歩き）
1歳6か月	（上手に歩く階段をのぼる：降りは4～5歳）
2歳	（走る）
3歳	（2秒程度の片足立ち）
5歳	（スキップ）

- [ ] 上肢の運動発達では、4か月で（物をつかみ）、6か月で（物の持ちかえ）、10〜12か月で（つまみ動作）、2歳〜2歳6ヶ月で（手指分離運動）、2歳6ヶ月〜3歳頃に（投動作）が可能となる。
  ※分離運動：個々の関節が独立し運動すること

- [ ] 小児歩行の特徴として（踵接地がない）、（支持基底を広くする）、（上肢の振りがない）、（歩行率が高い）などがあげられる。

運動学習

- [ ] 運動学習は（経験）や（練習）の結果として比較的（永続）する運動行動の変化である。運動学習を直接観察することは（不可能）である。

- [ ] 練習による運動技能の向上により、（努力量の減少）、（遂行時間の短縮）、（運動パターンの構築）、（誤動作の減少）、（運動の自由度の増加）などの効果が見られる。

- [ ] 運動技能は（フォーム）、（正確性）、（速度）、（適応性）の４要素から構成される。
  ※運動の正確性と速度は通常、逆相関する。

- [ ] 運動技能の学習過程は（初期相 or 認知相）、（中間相 or 連合相）、（最終相 or 自動相）に分けられる。

初期相（認知相）	（運動課題を達成するための知識を得る段階）
中間相（連合相）	（協調運動へ発達する段階）
最終相（自動相）	（運動が統合され自動化する段階）、（運動プログラムの完成）

- [ ] 運動学習の結果、習得された運動技能は（反復訓練）によって維持できる。

- [ ] 急激に運動パフォーマンスが向上した後、停滞してしまう時期を（プラトー）という。

- [ ] 人間がある行動を起こす時に動機づけは重要であり、パフォーマンスを上げるための動機づけには、自己実現などの（内的動機づけ）と物的報酬、賞賛などの（外的動機づけ）がある。

- [ ] 運動学習の記憶は（小脳）の運動制御が関連すると推定される。

MEMO

Question	Answer
1 原始反射は月齢が進むと徐々に消退する。	**1** ☐ ○
2 正常乳児でモロー反射が生後消失する時期は12ヶ月である。	**2** ☐ ×:モロー反射は4ヶ月頃消失
3 ガラント反射は原始反射ではない。	**3** ☐ ×:ガラント反射は原始反射の1つ
4 パラシュート反応は原始反射ではない。	**4** ☐ ○
5 大脳において皮質より皮質下の髄鞘化が先行する。	**5** ☐ ○
6 運動の発達は中枢から末梢、頭部から尾部へと発達し粗大運動から微細運動へと進む。	**6** ☐ ○
7 3～4ヶ月で首がすわり寝返りは5～6ヶ月で可能となる。	**7** ☐ ○
8 階段の降り動作が可能になるのは2歳である。	**8** ☐ ×:4～5歳で可能
9 乳幼児の運動発達においてスキップは3歳頃からできるようになる。	**9** ☐ ×:スキップは5歳
10 片足立ちが2秒程度できるようになるのは18ヶ月くらいである。	**10** ☐ ×:2秒程度の片足立ちは3歳
11 小児の上肢運動の発現時期において物を投げることができるようになるのは1歳6ヶ月頃である。	**11** ☐ ×:投動作は2歳6ヶ月～3歳頃
12 上肢の運動発達において、6か月で物の持ちかえができる。	**12** ☐ ○
13 運動学習は経験や練習の結果生じるものである。	**13** ☐ ○
14 運動学習は一時的な運動行動の変化である。	**14** ☐ ×:運動学習は永続的な変化
15 運動学習は直接観察することが可能である。	**15** ☐ ×:直接の観察は不可能
16 練習による運動技能の向上により努力量の増加などが生じる。	**16** ☐ ×:努力量の減少
17 練習による運動技能の向上により誤動作の減少や運動の自由度の増加などの効果が見られる。	**17** ☐ ○

柔整国試 でるポとでる問

PART 2 病理学

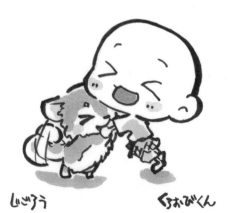

もごろう　　くろおびくん

1 ▶病理学とは・疾病の一般

病理学とは

☐ 病理学とは、疾病の原因、経過、治療効果などを知るために、組織や細胞の（形態）の変化を観察する学問である。肉眼観察の他、（顕微鏡）を用いることが多い。

☐ 人体解剖は（系統）解剖、（病理）解剖、（行政）解剖、（司法）解剖などに分類される。

☐ 正常な形態観察を目的とし、主に医学教育で行われる解剖を（系統）解剖という。

☐ 臨床診断や治療効果の検証などを目的に行う解剖を（病理）解剖という。

☐ 異常死体の検案を目的に行う解剖を（行政）解剖という。

☐ 犯罪が関与しているものに対する解剖を（司法）解剖という。

☐ 生体から試料を得て行う病理診断のことを（外科）病理学という。

☐ 体液中の細胞や、粘膜などから擦過した細胞を用い診断する方法を（細胞診）という。

☐ 組織レベルで試料を採取し、確定診断を行う方法を（生検）という。（鉗子生検）、（穿刺生検）などがある。

☐ 疾患の原因や治療のため、実験動物などを使って研究を行うものを（実験病理学）という。

☐ 病理検査は『（生検）⇒（ホルマリン固定）⇒（パラフィンに包埋）⇒（3〜5μmの厚さに薄切）⇒（染色）⇒（顕微鏡による観察）』の手順で行う。

☐ 組織標本を光学顕微鏡で観察するには、染色が必要である。一般的に行われる染色は（ヘマトキシリン・エオジン）染色である。

ヘマトキシリン好性成分（青紫色）	（核）、（軟骨）、（細菌）、（石灰化巣）
エオシン好性成分（赤〜橙色）	（細胞質）、（結合組織）、（筋組織）、（赤血球）

☐ 光学顕微鏡の分解能は約（1000〜1200）倍である。

☐ 抗体を用い、組織標本中の特定のタンパク質の存在を検索する染色方法を（免疫）染色という。

☐ 組織標本内に発現しているmRNAを検索する方法を（ISH）という。

□　特殊染色

染色法	染色結果
グラム染色	一般細菌（グラム陽性菌 → 濃青色）
チール・ネルゼン染色	結核菌 → 赤色
グロコット染色	真菌 → 黒色
コンゴー赤染色	アミロイド → 赤橙色
オイルレッドO染色	脂肪 → 赤色
ワンギーソン染色	膠原繊維 → 鮮紅色、筋線維 → 黄色
マロリー・アザン染色	膠原繊維 → 青色
ムチカルミン染色	粘液 → 赤色
コッサ法	石灰（カルシウム塩）→ 黒褐色
ベルリン青染色	ヘモジデリン → 青色

疾病の一般

□　生体恒常性から逸脱した状態を（疾病）という。

□　出生前に疾病が発生するものを（先天）性疾患といい、例として（血友）病などの遺伝子の異常、（ダウン）症候群などの染色体の異常、サリドマイドによる（アザラシ肢）症など胎児への環境的影響による異常があげられる。※環境的影響は奇形の主な原因となる。

□　出生後に疾病が発生するものを、（後天）性疾患といい、外因の影響が大きく（感染症）、（動脈硬化症）、（癌）などがこれにあたる。

□　原因不明の疾病を（特発性 or 本態性）疾患という。

□　2つ以上の疾病が生じたとき、最初に出現した疾病を（原発）性疾患といい、その影響で発生した疾病を（続発）性疾患という。

□　病的状態の変化を（病変）といい、病変により起こる病的現象を（症候 or 症状）という。

□　自分で感じる症状を（自覚）症状といい、第三者が客観的に把握する症状を（他覚）症状という。

□　複数の症状があり、1つのまとまった概念や疾病を指すものを（症候群 or シンドローム）という。

□　疾病の時間の経過により、発病 →（初期）→（最盛期）→（回復期）→ 治癒といい、期間の長さにより（急性）、（亜急性）、（慢性）疾患という。
　　※目立った自覚症状がない時期を（潜伏）期という。

□　疾病の結末を（転帰）といい、疾病の今後の予測を（予後）という。

1 ▶病理学とは・疾病の一般 Q&A

Question	Answer
1 生体の形態的変化を主な観察材料とし、疾病を研究する学問を病理学という。	**1** □ ○
2 臨床診断や治療効果の検証などを目的に行う解剖を系統解剖という。	**2** □ ×：系統解剖 → 病理解剖
3 異常死体の検案を目的に行う解剖を司法解剖という。	**3** □ ×：司法解剖 → 行政解剖
4 病理組織標本の一般染色法はグラム染色である。	**4** □ ×：一般染色法はヘマトキシリン・エオジン染色、グラム染色は一般細菌の染色
5 ヘマトキシリン・エオジン染色において、核、軟骨、細胞質は青紫色に染色される。	**5** □ ×：細胞質は赤色に染色される
6 組織標本内に発現しているmRNAを検索する方法を免疫染色という。	**6** □ ×：免疫染色 → ISH (in situ hybridization)
7 光学顕微鏡で観察するときの病理標本の厚さは3～5mmである。	**7** □ ×：3～5mm → 3～5μm
8 チール・ネルゼン染色は結核菌の検出に用いられる。	**8** □ ○
9 グロコット染色はアミロイドを赤橙色に染める。	**9** □ ×：グロコット染色 → コンゴー赤染色
10 出生前に発病するものを後天性疾患という。	**10** □ ×：出生前に発病するのは先天性疾患
11 血友病は染色体異常で起こる。	**11** □ ×：血友病は遺伝子の異常
12 出生後に発生する疾患は外因の影響が大きい。	**12** □ ○
13 原因不明の疾病を原発性疾患という。	**13** □ ×：原因不明の疾病は特発（本態）性疾患
14 複数の疾病が生じた場合、最初の疾病を本態性疾患という。	**14** □ ×：最初の疾病は原発性疾患
15 病変によって起こる病的現象を症候という。	**15** □ ○
16 客観的に知り得る症状を自覚症状という。	**16** □ ×：客観的に知り得る症状は他覚症状

2 ▶ 細胞障害（退行性病変、代謝障害）

☐ 障害因子や環境変化に対して細胞が変調をきたし、やがて形態学的変化として認識できるようになる。この様な形態学的変化を（退行性病変）という。

☐ 退行性病変には（萎縮）、（変性）、（壊死）がある。

☐ （萎縮）とは一旦正常な大きさに成長した臓器、組織、細胞がその後（容積）を減少した状態をいい、（生理的萎縮）と（病的萎縮）がある。

☐ （生理的萎縮）は加齢・老化現象の一部として生じ、（脳）、肝、（筋肉）、顎骨、扁桃、（生殖器）などが萎縮する。

☐ 老人性萎縮では（脳）、（心臓）、（肝臓）、筋肉などにみられ、消耗性色素の（リポフスチン）が細胞内に沈着し、萎縮を生じる。また、消耗性疾患などでは主に（心臓）や肝臓に高度に（リポフスチン）が沈着し、臓器は（褐色萎縮）を呈する。

☐ 思春期以後の（胸腺）や閉経後の（子宮）などは（生理的萎縮）がみられる。

☐ 病的萎縮には（貧血性）萎縮、（圧迫）萎縮、（無為）萎縮などがある。

☐ 水腎症では腎組織に、水頭症では脳に（圧迫）萎縮が生じる。

☐ （長期臥床）や（ギプス固定）の四肢筋には（無為）萎縮がみられる。

☐ （変性）とは、代謝障害の結果、（異常な物質）が沈着したり、細胞質内にある種の物質が過剰に出現した状態をいう。

☐ （蛋白質）変性には（混濁）腫脹、空胞（水腫）変性、（硝子滴）変性、硝子変性、（アミロイド）変性、（フィブリノイド）変性などがある。

☐ タンパク尿を伴う（ネフローゼ症候群）ではしばしば（近位尿細管）上皮に（硝子滴）変性がみられる。

☐ アミロイド変性は、微細線維構造の異常蛋白の（アミロイド）が血管壁、細胞・組織間に沈着したもので、（アミロイドーシス）とよぶ。組織学的に硝子変性に類似するが、（コンゴー赤）染色で赤燈色(オレンジ色)に染まることで鑑別される。

☐ 腎不全による（長期透析）患者では、手根管に（アミロイド）が沈着することで（手根管）症候群となり、正中神経麻痺をおこすことがある。

☐ 続発性アミロイドーシスは（関節リウマチ）や（結核）などに続発することがあり、また、（多発性骨髄腫）には併発する。

☐ 悪性高血圧や膠原病の（結節性多発動脈炎）や（全身性エリテマトーデス）などでは血管壁に（フィブリノイド）変性が生じる。

☐ 脂肪変性は(肝臓)でよくみられ、酸素欠乏、（アルコール摂取）、（薬物中毒）などが原因で生じる。

- [ ] 粥状（動脈硬化）症では動脈壁に（コレステロール（コレステリン結晶））や（中性脂肪）の沈着がみられる。

- [ ] 糖原変性は核や細胞質に（糖原（グリコーゲン））の蓄積が生じたもので、糖代謝異常による（糖原病）がある。

- [ ] 石灰変性は（壊死組織）や瘢痕組織、（古い結核病巣）、粥状動脈硬化巣などに生じる（異栄養性）石灰沈着と、副甲状腺機能亢進症などで（高カルシウム血症）が生じ、肺胞壁や腎尿細管など全身性に石灰沈着が起こる（転移性）石灰沈着がある。

- [ ] 細胞死には、（生理的）な細胞死である（アポトーシス）と（病的）な細胞死である（壊死）がある。

- [ ] （壊死）は局所的な死をいい、病理組織学的に、壊死巣の細胞には（核の消失）がみられる。

- [ ] 壊死の種類には（凝固壊死）と（融解壊死）がある。特殊なものとして結核にみられる（乾酪壊死）がある。

- [ ] 脳梗塞では、脳に（融解壊死）が生じ、（脳軟化症）がみられる。

- [ ] 壊死組織に（腐敗菌）の感染が生じ腐敗した状態を（湿性壊疽）という。

- [ ] （乾性）壊疽は壊死巣の水分が蒸発して（乾燥）し、感染もなく縮小し、（ミイラ化）した状態をいう。

- [ ] ガス産生菌の感染では（ガス壊疽）を生じる。肺壊疽などでみられる。

- [ ] （アポトーシス）は遺伝子的にプログラム化された（生理的）な細胞死で、周囲に炎症を起こさない。

- [ ] （アポトーシス）では、細胞の急速な（縮小）、核（クロマチン）の（凝集）、DNAの（断片化）、核の（断片化）、細胞の（断片化）などが生じる。細胞の断片化により（アポトーシス小体）が形成される。

- [ ] 痛風は（プリン体）の最終産物である（尿酸）が血中に増えて（高尿酸）血症をきたし、各所で（尿酸）結晶が沈着し、炎症を起こす疾患である。（尿酸）結晶は（指趾）や膝などの関節周囲に沈着し、有痛性の（痛風結節）を形成する。

- [ ] 色素性母斑、（悪性黒色腫）、（アジソン病）などでは（メラニン）の過剰沈着がみられる。

- [ ] 心不全で肺に（慢性うっ血）、小出血があると、肺胞内に（ヘモジデリン）を貪食したマクロファージが多数出現する。このマクロファージを（心不全細胞）という。

- [ ] （ビリルビン）が血中に増加し、組織に沈着し黄色になることを黄疸という。

- [ ] （溶血性）黄疸は血液不適合輸血やRh因子母子不適合による（胎児赤芽球症）などでみられる。

- [ ] （ウィルソン）病では銅代謝異常により過剰の銅が脳や肝に沈着し、神経症状、（肝硬変）をきたす。銅を運搬する糖蛋白の（セルロプラスミン）欠乏により起こる。

2 ▶細胞障害（退行性病変、代謝障害）Q&A

Question	Answer
1 退行性病変には変性、再生、壊死がある。	**1** ☐ ×：退行性病変は変性、萎縮、壊死の3つ、再生は進行性病変
2 タンパク質変性には空胞変性、角質変性、硝子変性、アミロイド変性、糖原変性、石灰変性などがある。	**2** ☐ ×：糖原変性、石灰変性は該当しない。
3 瘢痕組織にはしばしば膠原線維に硝子変性を伴う。	**3** ☐ ○
4 パーキンソン病では脳のアミロイド変性が特徴である。	**4** ☐ ×：アルツハイマー病の脳にアミロイド変性がみられる。
5 慢性アルコール中毒では肝に硝子滴変性を伴う。	**5** ☐ ×：肝細胞に脂肪変性を生じる。
6 褐色萎縮ではヘモジデリンの沈着がみられる。	**6** ☐ ×：リポフスチンの沈着である。
7 出血巣では経時的にヘモジデリンの色素沈着がみられる。	**7** ☐ ○：ヘモジデリンの沈着で褐色を呈する。
8 古くなった壊死巣には石灰化が生じやすい。	**8** ☐ ○
9 水腎症における腎実質の萎縮は無為萎縮である。	**9** ☐ ×：水腎症では圧迫萎縮が生じる。
10 長期間のギプス固定による四肢筋の萎縮は圧迫萎縮である。	**10** ☐ ×：無為（廃用性）萎縮である、宇宙飛行士の無重力での筋萎縮も同様である。
11 寝たきり老人の下肢の筋萎縮は貧血性萎縮である。	**11** ☐ ×：無為（廃用性）萎縮である。
12 胆管癌や胆石症では閉鎖性黄疸がみられ、抱合型の直接ビリルビンが血中に増加する。	**12** ☐ ○
13 膵頭部癌では閉塞性黄疸を引き起こし、血中に間接ビリルビンが増加する。	**13** ☐ ×：膵頭部癌は総胆管を閉塞するため、抱合型の直接ビリルビンが増加する。
14 ウイルス性肝炎や肝臓癌では、非抱合型（間接）ビリルビンと抱合型（直接）ビリルビンの両方が血中に増加する。	**14** ☐ ○
15 ウィルソン病はセルロプラスミンの欠乏により鉄の過剰沈着が生じる。	**15** ☐ ×：銅の過剰沈着が生じる。
16 悪性黒色腫ではヘモジデリン沈着が生じる。	**16** ☐ ×：メラニン色素の沈着が特徴的である。

17 ヘモクロマトーシスでは高度のヘモジデリン沈着により、肝硬変を引き起こす。

17 □ ○

18 痛風では血中の尿酸値が高く、関節に尿酸結晶の沈着による強い炎症を伴う。

18 □ ○

19 成人ではⅠ型糖尿病が大部分を占め、インスリン依存性である。

19 □ ×：成人ではインスリン非依存型のⅡ型糖尿病が大部分を占め、インスリン抵抗性のため血糖値が上昇する。

20 糖尿病の合併症に網膜症、腎症、神経障害などがある。

20 □ ○：その他動脈硬化症の促進、下肢の壊疽などがある。

21 心筋梗塞は一次性の融解壊死がみられる。

21 □ ×：凝固壊死が生じる。

22 脳梗塞では脳に凝固壊死を伴う。

22 □ ×：脳では融解壊死を伴う。

23 アポトーシスでは、細胞の急速な膨化、崩壊が生じる。

23 □ ×：細胞の急速な縮小、核の凝集、核の断片化、細胞の断片化、アポトーシス小体などが特徴

24 アポトーシスでは、細胞死により周囲に炎症を引き起こす。

24 □ ×：アポトーシスは炎症を起こさない。

25 血清コレステロールおよびトリグリセリド（中性脂肪）が血中に増加した病態を脂質蓄積症という。

25 □ ×：脂質異常症という。

26 レプチンとよばれるホルモンは脂肪組織で合成され、肥満作用を有している。

26 □ ×：レプチンは抗肥満作用を有している。

27 粥状動脈硬化症ではコレステリン血症やと壊死物質の混じった粥状物質が動脈の内膜に沈着する。

27 □ ○

28 2型糖尿病では、膵臓のランゲルハンス島B細胞の破壊によるインスリン不足で生じる。

28 □ ×：ランゲルハンス島B細胞は保たれており、インスリンに対する感受性（反応性）の低下による。

29 HbA1c（グリコヘモグロビン）値の測定により1〜2週前の血糖状態がわかる。

29 □ ×：少なくとも1〜2か月前の血糖状態がわかる。

30 副甲状腺機能亢進症により、Caの血中濃度が上昇し、肺、腎などに転移性石灰沈着が生じる。

30 □ ○：骨吸収も促進し、骨多孔症となる。

31 結核病巣の中心部には融解壊死が形成される。

31 □ ×：乾酪壊死がみられる。

32 腐骨が形成されると、肉芽組織により器質化が生じる。

32 □ ×：腐骨は器質化されず、被包化が生じる。

□ 局所の（動脈血）が増加した状態を（充血）という。

□ （充血）の局所症状としての（発赤）、（温度上昇）、膨隆、（拍動）がある。

□ （静脈血）の流れが妨げられ、組織・臓器の静脈に血液が滞った状態を（うっ血）という。

□ （うっ血）では（還元ヘモグロビン）の増加により皮膚や粘膜は青紫色を呈し、これを（チアノーゼ）という。

□ 左心不全では（肺うっ血）や小出血を生じ、肺胞腔内に（ヘモジデリン）を貪食したマクロファージ細胞が出現する。この細胞を（心不全細胞）という。

□ （肝うっ血）では肝小葉の中心静脈領域はうっ血により暗赤色を呈し、辺縁領域は（脂肪）変性により黄色を呈する。このような肝臓は（ニクズク肝）とよばれる。

□ 肝硬変では（門脈圧亢進）により、傍側循環が生じる。そのため合併症として、（メズーサの頭）とよばれる腹壁静脈の拡張や、（食道静脈瘤）の形成、痔核、（脾腫）などが出現する。

□ 末梢領域への（動脈血）の供給が著しく低下した状態を（虚血）という。

□ 虚血の原因として、（動脈硬化症）など動脈壁の病変、（血栓症）や（塞栓症）など動脈内腔の閉塞、腫瘍などによる外部からの機械的圧迫などがある。

□ 出血とは血液の（全成分）が血管外や心臓外に流出することであり、（赤血球）が血管外に出ていることが目安となる。

□ 胃潰瘍による出血では（吐血）を生じ、肺結核では（喀血）を生じる。

□ 十二指腸や腸など（上部消化管）から多量に出血した血液が糞便に混じって出る場合を（下血）といい、黒色で粘稠な（タール便）となる。

□ 血管壁が破れて出血する場合を（破綻性出血）といい、末梢の小静脈や毛細血管の小孔が開いて血液が漏れ出す出血を（漏出性出血）という。

□ 全身に多発性に出血をみる状態を（出血傾向）という。

□ 出血性素因の原因として、（血管壁）の異常、（血小板）の異常、（血液凝固因子）の異常がある。

□ ビタミンC欠乏による（壊血病）、血小板減少による（血小板減少性紫斑症）、第VIII凝固因子欠乏による（血友病A）などでは出血傾向が出現する。

□ （播種性血管内凝固症候群（DIC））では、多発性にフィブリン血栓が生じ、また、プラスミンの作用による（線維素溶解現象）も加わり、フィブリン、フィブリノゲンの大量消費により（出血傾向）をまねく。

- ☐ 生体の心臓や血管内で血液が（凝固）した病的状態を（血栓症）といい、生じた凝血塊を（血栓）とよぶ。

- ☐ 血栓症の原因には、（血管壁の異常）、（血流の変化）、（血液性状の変化）がある。

- ☐ 血栓はときに（剥離）し、血流によって運ばれ、血管腔を閉鎖して（血栓塞栓症）を引き起す。

- ☐ 血管内の固形物や血管内に入ってきた異物が、血管腔を（閉鎖）した状態を（塞栓症）という。

- ☐ （塞栓症）の栓子には、（血栓）、（脂肪）、（骨髄）、細菌塊、腫瘍、羊水、などがある。

- ☐ 動脈の狭窄、（閉塞）に起因する（虚血）によりその末梢領域が（壊死）に陥ることを（梗塞）という。

- ☐ 心、腎、脳などでは終動脈の閉塞により末梢領域は虚血となり（貧血性梗塞）を生じる。梗塞巣は肉眼的に（灰白色）を呈する。

- ☐ （出血性）梗塞では、梗塞巣に出血を生じ、肉眼的に（赤色）を呈し、（肺）や（腸）の梗塞でみられる。

- ☐ （心房細動）では心臓内に（血栓）を生じやすく、この血栓が脳に運ばれ、脳で（血栓塞栓症）や（脳梗塞）を引き起こしやすい。

- ☐ 循環障害の結果、組織内に多量の（組織液）が貯留した状態を（浮腫）いう。

- ☐ 浮腫の成因には、（毛細血管圧の上昇）、（血管透過性亢進）、（血漿膠質浸透圧の低下）や（低アルブミン血症）、（リンパ管の閉塞）、ナトリウムの組織内貯留などがある。

- ☐ （ネフローゼ症候群）では多量のタンパク尿が出るため、（低アルブミン血症）を引き起こす。そのため（血漿膠質浸透圧の低下）をまねき、全身性に浮腫を生じる。

- ☐ （左心不全）では肺にうっ血を生じ、（肺水腫）を引き起す。（右心不全）では全身のうっ血、そして全身性に（浮腫）を生じる。

- ☐ 肝硬変では肝うっ血や（門脈圧の亢進）が生じ、（腹水）がみられる。

- ☐ 手術により（リンパ節）を摘出すると、（リンパ液）の流れが妨げられ、末梢領域に（浮腫）を生じる。例えば、（乳がん）の手術で腋窩リンパ節を摘出すると、末梢の（上肢）に（浮腫）を生じる。

- ☐ （フィラリア症）ではフィラリア糸状虫が感染し、（リンパ管）を閉塞し、上下肢の浮腫を生じる。しだいに（象皮病）に進展する。

- ☐ 脱水症には、（水分喪失による）ものと（ナトリウム喪失による）ものがある。

- ☐ （水分喪失）による脱水症は、水分の摂取不足、（多量の発汗）、多尿などが原因で、（ナトリウム）に比べ水分の不足が大きいため（高張性脱水）となる。

- ☐ （ナトリウム喪失）による脱水症は、（嘔吐）、（下痢）、発汗による多量の体液の喪失に対して水だけを補給した場合に発生し（低張性脱水）となる。

Question	Answer
1 食後の胃壁にはうっ血が生じる。	**1** □ ×：機能性充血が生じる。
2 うっ血とは、局所に動脈血が増加した状態である。	**2** □ ×：うっ血とは静脈の流れが妨げられ、局所に静脈血が増加した状態をいう。
3 心不全により肺うっ血を生じる。	**3** □ ○：左心不全では肺うっ血を生じ、右心不全では全身うっ血を引き起す。
4 うっ血があると皮膚や口唇、爪床は青紫色を呈する。この状態をチアノーゼという。	**4** □ ○
5 静脈血の流れが妨げられ、組織や臓器に静脈血が滞った状態を貧血という。	**5** □ ×：貧血 → うっ血
6 肺や気管支から出血した血液が口から出る場合を吐血という。	**6** □ ×：吐血 → 喀血
7 心、腎や脳は虚血により貧血性梗塞を生じやすい。	**7** □ ○
8 DIC（播種性血管内凝固症候群）では多発性に血栓形成が出現し、出血傾向は生じない。	**8** □ ×：DICでは血栓形成により、フィブリン、フィブリノゲンの大量消費により出血傾向を示す。
9 血友病は血管壁の異常により脆弱となり、出血しやすい。	**9** □ ×：血友病Aは第Ⅷ凝固因子の欠損、血友病Bは第Ⅸ因子の欠損により出血傾向となる。
10 動脈硬化症は漏出性出血の原因となる。	**10** □ ×：破綻性出血の原因である。
11 血小板減少があると血栓を形成しやすい。	**11** □ ×：血小板減少により止血困難となり出血しやすい。
12 動脈硬化症の部位では血栓を形成しやすい。	**12** □ ○
13 急激な減圧により血栓症を起こしやすい。	**13** □ ×：気体塞栓症を生じる。
14 心房細動により脳に血栓が生じやすい。	**14** □ ×：心臓内で血栓が生じ、脳に血栓塞栓症を起こす危険性が高くなる。
15 静脈性血栓は剥離すると、肺静脈で塞栓症を引き起す。	**15** □ ×：静脈の血栓は肺の肺動脈で塞栓症をおこす。
16 組織内に組織液が多量に貯まった状態を塞栓症という。	**16** □ ×：塞栓症ではなく、浮腫（水腫）である。

17 骨折の際に、脂肪塞栓症を起こしやすい。

17 □ ○：脂肪髄が栓子となる。

18 潜函病では血栓塞栓症を生じる。

18 □ ×：急激な減圧による疾患で、気体（ガス）塞栓症を生じる。

19 心、腎、脳などでは終動脈の閉塞により末梢領域は虚血となり、出血性梗塞を生じる。

19 □ ×：貧血性梗塞をおこす。

20 脳梗塞では脳実質に凝固壊死が生じる。

20 □ ×：脳梗塞では脳の融解壊死により脳軟化症を生じる。

21 栄養不良、飢餓では全身性の浮腫が生じる。

21 □ ○：低タンパク血症により浮腫を生じる。

22 血漿膠質浸透圧の上昇により浮腫を生じる。

22 □ ×：血漿膠質浸透圧の低下による。

23 毛細血管圧の低下は浮腫を引き起す。

23 □ ×：毛細血管圧の上昇による。

24 高血圧は動脈硬化の促進に関与する。

24 □ ○

25 副腎髄質の褐色細胞腫ではレニン・アンギオテンシン系の作用により高血圧を引き起す。

25 □ ×：褐色細胞腫ではカテコールアミンの分泌過剰により高血圧を呈する。

26 腎性高血圧は、腎動脈の血流増加や慢性糸球体腎炎により生じるものがある。

26 □ ×：腎動脈の狭窄による血流減少により腎血管性高血圧を生じる。

27 高血圧が持続すると、心肥大、脳出血や網膜症が出現しやすい。

27 □ ○

28 門脈圧亢進症では合併症として脾腫が生じる。

28 □ ○

29 クモ膜下出血の主な原因は脳塞栓症である。

29 □ ×：脳底動脈（ウィリス動脈輪）の分岐部に形成された動脈瘤の破綻による。

30 血栓が形成されるとフィブリノゲンの作用により血栓の溶解が生じる。

30 □ ×：プラスミンの線維素溶解作用により血栓が溶解される。

31 赤血球の増加や血漿の喪失は血栓形成の原因となる。

31 □ ○

32 白色血栓は白血球とフィブリンからなる。

32 □ ×：血小板とフィブリンからなる。

33 フィラリア症ではフィラリア糸状虫が毛細血管を閉塞し、毛細血管圧上昇による浮腫を生じる。

33 □ ×：フィラリア糸状虫がリンパ管を閉塞し、浮腫を生じる。象皮病を発症する。

34 ネフローゼ症候群では血清アルブミンの増加により血漿膠質浸透圧が低下し、浮腫を生じる。

34 □ ×：血清アルブミンの減少により血漿膠質浸透圧が低下し、浮腫となる。

35 水分喪失による脱水は、主に嘔吐や下痢により生じる。

35 □ ×：嘔吐や下痢ではナトリウム喪失による脱水症をおこす。

4 ▶進行性病変

- **進行性病変**は病的刺激に対する生体の適応の結果生じるものであり（再生）、（化生）、（肥大）、（過形成）などがこの例である。

- 肥大とは、組織や臓器の（容積）が増し、過形成とは個々の細胞の（数）が増えることをいう。

- 代償性肥大とは対の臓器の機能不全時にみられ、例として一側（腎）摘出後の残存側でみられる。

- 仮性肥大とは実質細胞は（萎縮）するが、その部分が（結合組織）や（脂肪）で置換され、肥大して見えるものをいい、（進行性筋ジストロフィー）症の腓腹筋などにみられる。
  ※偽肥大ともいう。

- 作業性肥大とは筋組織でみられ、（スポーツマン）の心臓、（骨格筋）の発達、（心臓弁膜症）疾患の心筋肥大、（高血圧）症などでおこる。

- 過形成は（前立腺肥大症）、（バセドウ病）、（乳腺症）、（子宮内膜増殖症）などでみられる。

- 再生は組織の欠損時、増生した（同じ）種類の組織で補われ、もとの状態に戻る現象である。

- 絶えず古い細胞は死滅し、新しい細胞となる。これを（生理的再生）という。（表皮）、（消化管上皮）、（毛髪）、（骨髄）、（血球）などは常に再生を繰り返し、これらの再生力は（高い）。
  ※不安定細胞

- 再生能力のない細胞は（中枢神経）細胞や（心筋）細胞があげられる。※永久細胞

- 生理的にはほとんど再生しないが、ある条件下で再生力が発揮されるものは（肝臓）、（膵臓）、（唾液腺）、（内分泌腺）などがある。※安定細胞

- 化生とは分化成熟した細胞や組織が、（他）の細胞組織に変化すること。

- 気管支、子宮頸部などの円柱上皮[腺上皮]は（扁平）上皮へ、尿管系、膀胱などの移行上皮は（扁平）上皮や（腺）上皮へ、胃粘膜上皮は（（小）腸）上皮へと化生する。

- 創傷治癒とは損傷された組織の修復現象で、損傷部は（肉芽組織）で補修され、のちに（瘢痕化）する。※肉芽組織とは（毛細血管）、（線維芽細胞）、（炎症細胞）からなる。

- 骨折した場合：骨折部の（血腫）が吸収→病変部に（肉芽組織）が形成→骨折部の骨膜から（骨芽組織）が増殖し（類骨）を形成→類骨に石灰化が生じ（骨性仮骨）となり、最終的には緻密骨に置換される。
  ※仮骨形成が不十分で骨の間が線維性結合組織のみのものを（偽関節）と呼ぶ。

- 異物の処理方法として（排除）（器質化）、（被包）がある。
  ※過程の中で肉芽組織が関与しないものは（排除）、関与するものは（器質化）、（被包）である。

4 ▶進行性病変 Q&A

Question	Answer
1 萎縮、変性、壊死は進行性病変である。	**1** ☐ ×：萎縮、変性、壊死は退行性病変
2 肥大とは個々の細胞の数が増えることをいう。	**2** ☐ ×：肥大は組織や臓器の容積が増すこと
3 肝臓では代償性肥大がみられる。	**3** ☐ ×：代償性肥大は腎などの対の臓器でおこる。
4 仮性肥大はスポーツマンの心臓でみられる。	**4** ☐ ×：仮性肥大は進行性筋ジストロフィーなど
5 作業性肥大は筋組織でみられる。	**5** ☐ ○
6 前立腺肥大症では仮性肥大が起こる。	**6** ☐ ×：前立腺肥大症は過形成
7 唾液腺は生理的にはほとんど再生しない。	**7** ☐ ○
8 表皮は再生力が弱い。	**8** ☐ ×：表皮の再生力は強い。
9 心筋細胞では生理的再生が起こる。	**9** ☐ ×：心筋細胞は再生しない。
10 神経細胞は再生能力を有する。	**10** ☐ ×：神経細胞は再生しない。
11 造血細胞は生理的に再生を繰り返している。	**11** ☐ ○
12 母組織が異なった組織に変化した状態を化生という。	**12** ☐ ○
13 尿管系の移行上皮は扁平上皮へ化生する。	**13** ☐ ○
14 子宮頸部の円柱上皮は移行上皮へ化生する。	**14** ☐ ×：円柱上皮は扁平上皮へ化生
15 気管支では腸上皮化生がみられる。	**15** ☐ ×：腸上皮化生は胃
16 肉芽組織には毛細血管はみられない。	**16** ☐ ×：毛細血管は豊富
17 骨折は偽関節が形成され治癒する。	**17** ☐ ×：偽関節とは仮骨形成が不十分のもの
18 排除、過形成、器質化、被包のうち異物の処理方法でないのはどれか。	**18** ☐ 答：過形成
19 線維芽細胞は創傷治癒において、瘢痕組織の形成に関わる。	**19** ☐ ○

5 ▶炎症と免疫

炎症

- [ ] 炎症とは病的刺激に対する（生体防御反応）で、細胞・組織の損傷から（修復）までの一連の現象を指す。

- [ ] 炎症の5大主徴として（発赤）、（発熱）、（腫脹）、（疼痛）、（機能障害）があげられる。

- [ ] 炎症の原因として外傷や放射線などによる（物理学的）原因、酸・アルカリなどの化学物質による（化学的）原因、また微生物などの（生物学的）原因があげられる。

- [ ] 炎症はその経過により（急性炎）、（亜急性炎）、（慢性炎）に区別されるが、その境界は連続的で不明瞭である。

- [ ] 炎症は一般的に、（細胞・組織の障害）→（循環障害、滲出）→（細胞・組織増生）の経過をとる。

- [ ] 細胞や組織が壊死、破壊されると（ケミカルメディエーター）が放出され炎症反応が進行する。まず、（一過）性の血管収縮に続き（血管拡張）が起こり、（好中球）を中心とする炎症性細胞の浸潤が生じ、不要組織や細菌などの浄化が行われる。その後、（リンパ球）、（マクロファージ）や（線維芽細胞）などが増殖し、炎症部位に（肉芽組織）をつくり組織修復を行う。

- [ ] 炎症のケミカルメディエーターとして（ヒスタミン）、（セロトニン）、（プロスタグランジン）、（ブラジキニン）等があげられる。

- [ ] 急性炎症と慢性炎症の特徴

急性炎症	慢性炎症
（好中球）	（リンパ球）・（マクロファージ）
（血管透過性亢進）、（滲出液）	（肉芽組織）、（細胞組織の増生）

- [ ] 炎症に関与する細胞

好中球	（急性炎症の主役）
好酸球	（アレルギー性炎症）、（寄生虫感染）
好塩基球	（肥満細胞と同系統の細胞）
リンパ球	（免疫担当細胞の主役）、（炎症の慢性期）
単球	（マクロファージへ分化）、（貪食作用）

- [ ] 炎症の形態により（滲出性）炎、（増殖性）炎、（特異性）炎が分類される。
  ※特異性炎＝肉芽腫性炎

□ 滲出性炎はその滲出成分の違いにより（カタル性）炎、（漿液性）炎、（線維素性）炎、（化膿性）炎、（出血性）炎、（壊疽性）炎に分けられる。

□ 細胞増殖を主体とするを（増殖性）炎症いい、（肝硬変）や（間質性肺炎）がこれにあたる。

□ 特徴的な肉芽腫を形成する炎症を（特異性）炎といい、（結核）、（梅毒）、（ハンセン病）、（サルコイドーシス）などがこれにあたる。

□ 滲出性炎の特徴

漿液性炎	液性成分（漿液、血清成分）
カタル性炎	粘液分泌亢進、呼吸器、消化器などの粘膜の炎症
線維素性炎	線維素（フィブリン）、ジフテリア、偽膜性大腸炎、絨毛心
化膿性炎	好中球、化膿菌（ブドウ球菌など）、膿瘍、蜂巣炎、蓄膿
壊疽性炎	腐敗菌
出血性炎	赤血球

免疫

□ 免疫とは人体にとっての異物を（非自己）と判定し、排除するための生体防御の機構である。

□ 免疫は（生下時）に機能が備わっている（自然）免疫と、（後天的）に獲得されていく（獲得）免疫に分けられる。

□ 自然免疫と獲得免疫の特徴

	自然免疫	獲得免疫
担当細胞	（好中球）・（マクロファージ）	（Bリンパ球）・（Tリンパ球）
特徴	（非特異的）・（早い）	（特異的）・（遅い）

□ 獲得免疫は主にBリンパ球が分化し産生する（抗体）が中心となる（液性）免疫と（細胞障害性T細胞）などTリンパ球が中心となる（細胞性）免疫に分けられる。

□ （サイトカイン）はリンパ球やマクロファージの分化、活性化や機能のコントロールに関与し、（インターロイキン）、（インターフェロン）、（コロニー刺激因子）などが代表である。

□ Tリンパ球（T細胞）は（胸腺）由来であり、ウイルス感染細胞や腫瘍細胞を直接破壊する（細胞障害性T細胞）、抗体産生を促進する（ヘルパーT細胞）、抗体産生を抑制する（サプレッサーT細胞）などがある。

□ Bリンパ球（B細胞）は（形質細胞）に分化し（抗体）を産生する。

□　免疫の機構に異常があるものを（免疫不全症候群）といい、先天性の（原発性）免疫不全とウイルス感染（HIVなど）や薬剤などが原因の（後天性）免疫不全症に分けられる。

□　（マクロファージ）や（樹状細胞）は貪食した抗原を（T細胞）に提示する。これを抗原提示という。

□　原発性（先天性）免疫不全には（ディジョージ症候群）や（伴性無ガンマグロブリン血症）、（重症複合型免疫不全症）などがある。

□　免疫機構が自己を異物と認識し排除しようとするものを（自己免疫疾患）といい、（全身性エリテマトーデス）、（関節リウマチ）、（強皮症）、（多発性筋炎）、（混合性結合組織病）、（結節性多発性動脈炎）、（シェーグレン症候群）、（橋本甲状腺炎）などがこれにあたる。

□　免疫反応が病的に作用し、生体に不利に働くものを（アレルギー）といい、機序により（Ⅰ）型～（Ⅳ）型に分けられる。

□　アレルギーの型

	Ⅰ型	Ⅱ型	Ⅲ型	Ⅳ型
同義語	（即時型） （アナフィラキシー型）	（細胞障害型）	（免疫複合体型） （Arthus型）	（遅延型） （ツベルクリン型）
抗体	（IgE）	IgG IgM	IgG IgM	（感作） （T細胞）
代表疾患	（気管支喘息） （花粉症、蕁麻疹）	（異型輸血） （新生児重症黄疸）	（血清病） （糸球体腎炎）	（接触性皮膚炎） （移植拒絶反応）

※Ⅴ型：（バセドウ病）

MEMO

5 ▶ 炎症と免疫 Q&A

Question	Answer

1 発赤、腫脹、潰瘍、疼痛、熱感は炎症の主徴候である。

1 ☐ ×：潰瘍は含まれない、炎症の5大主徴候は発赤、腫脹、発熱、疼痛、機能障害

2 急性炎症の組織所見として循環障害、滲出、壊死、増殖、充血などがみられる。

2 ☐ ×：増殖は慢性炎症の特徴

3 急性炎症では血漿蛋白の滲出や好中球の集積がみられる。

3 ☐ ○

4 急性炎症では組織の線維化や血管増殖がみられる。

4 ☐ ×：慢性炎症の所見

5 慢性炎症では細胞浸潤は好中球が主体である。

5 ☐ ×：好中球は急性炎症、慢性炎症ではリンパ球が主体

6 慢性炎症は起炎体の持続的作用による。

6 ☐ ○

7 慢性炎症では肉芽腫形成を伴う。

7 ☐ ○

8 滲出性炎にはカタル性炎や化膿性炎、肉芽腫性炎、線維素性炎などが含まれる。

8 ☐ ×：肉芽腫性炎は含まれない

9 アレルギー性鼻炎はカタル性炎である。

9 ☐ ○

10 膿瘍は漿液性炎である。

10 ☐ ×：膿瘍は化膿性炎

11 肝硬変は増殖性炎である。

11 ☐ ○

12 結核、偽膜性大腸炎、梅毒、サルコイドーシスは特異性炎である。

12 ☐ ×：偽膜性大腸炎は線維素性炎

13 ヘルパーTリンパ球は免疫反応の抑制に働く。

13 ☐ ×：免疫反応を促進する。

14 B細胞は細胞性免疫を担当する。

14 ☐ ×：液性免疫を担当する。

15 マクロファージはT細胞から分化する。

15 ☐ ×：単球から分化する。

16 全身性エリテマトーデス、気管支喘息、橋本病、関節リウマチは自己免疫疾患である。

16 ☐ ×：気管支喘息はⅠ型アレルギー

17 血清病、花粉症、気管支喘息、アトピー性皮膚炎はアレルギーⅠ型である。

17 ☐ ×：血清病はⅢ型アレルギー

6 ▶腫瘍

□ 腫瘍とは身体の細胞が（自律的）に異常増殖してできた組織塊である。腫瘍を（新生物 neoplasm ）という。

□ （良性）腫瘍は、一般に増殖が（遅く）、（膨張性）に発育する。周囲との境界は（明瞭）で、組織破壊は少ない。

□ （悪性）腫瘍は、一般に増殖が（速く）、（浸潤性）に発育する。周囲と境界は（不明瞭）で、周囲組織を破壊する。

□ 腫瘍細胞が正常母細胞と隔たってくる細胞形態を（異型（異型性））とよぶ。

□ 腫瘍とくに悪性腫瘍細胞は、形態的に（正常母細胞）と類似していない（異型）な細胞形態をしめす。

□ 良性腫瘍と悪性腫瘍の特徴

	良性腫瘍	悪性腫瘍
発育速度	遅 い	速 い
発育様式	膨張性発育	浸潤性発育
被 膜	あ る	な い
組織破壊	弱 い（少ない）	強 い
転 移	な い	しばしばある
分化度	高い（良い）	低い（悪い）
核分裂像	少ない	多 い
核濃染性	弱 い	強 い
核・細胞質比（N/C）	小さい	大きい
極性の喪失	軽 度	著 明
核濃染性	弱 い	強 い

□ 表皮、（粘膜上皮）、（腺組織）や実質臓器などは上皮性組織から成り、ここから発生する腫瘍を（上皮性）腫瘍という。

□ （非上皮性）腫瘍は、発生母地が（結合組織）、脂肪組織、（筋組織）、（骨組織）、神経組織など、（非上皮性組織）由来の腫瘍である。（非上皮性）腫瘍は、個々の腫瘍細胞間に細かく間質組織が入り込んでいる。したがって、実質と間質の区別が（不明瞭）である。

□ 良性（上皮性）腫瘍には、（乳頭腫）、（腺腫）、（移行上皮腫）などがある。

□ 悪性（上皮性）腫瘍を（癌腫）といい、これには（扁平上皮癌）、（腺癌）、（移行上皮癌）、（未分化癌）などがある。

- [ ] 良性（非上皮性）腫瘍には、（線維腫）、血管腫、（脂肪腫）、筋腫（平滑筋腫、横紋筋腫）、骨腫、軟骨腫、神経線維腫、（神経鞘腫）などがある。

- [ ] 悪性（非上皮性）腫瘍は（肉腫）といい、線維肉腫、血管肉腫、脂肪肉腫、（筋肉腫（平滑筋肉腫、横紋筋肉腫））、（骨肉腫）、軟骨肉腫などがある。その他、（悪性リンパ腫）、白血病、（悪性黒色腫）などがある。

- [ ] （乳頭腫）は表皮や粘膜の細胞が乳頭状に増殖したもので、発生母地により、（扁平上皮）乳頭腫、（移行上皮）乳頭腫、円柱上皮乳頭腫がある。

- [ ] （扁平上皮癌）は 重層扁平上皮から発生し、浸潤増殖する。分化度に応じて（高分化）、中分化、（低分化）があり、（高分化）の扁平上皮癌は増殖した（癌胞巣）の中心部にしばしば角化性変化である（癌真珠）がみられる。（低分化）の扁平上皮癌では癌真珠はほとんどみられない。

- [ ] 重層扁平上皮に発生した癌が、上皮（基底膜）を超えて浸潤することなく、上皮層内にとどまっている状態を（上皮内癌）という。

- [ ] 食道癌、（子宮頸癌）は（扁平上皮癌）がみられる。肺がんは、（腺癌）が最も多いが、扁平上皮癌もみられ、（喫煙）との関連が考えられている。

- [ ] （未分化癌）は異型性が（高度）な癌腫で、扁平上皮癌、移行上皮癌や腺上皮癌の性格を示さない。発育増殖が速く、早期に転移をきたし、予後不良である。

- [ ] 小児に発生する悪性腫瘍には、（ウイルムス腫瘍（腎芽腫））、（網膜芽腫）、肝芽腫、神経芽細胞腫などがある。また、（骨肉腫）も若年者に発生しやすい。

- [ ] 癌の原因：（発癌）因子として、外因では（放射線）、化学物質（発がん物質）、（ウイルス）がある。内因では（遺伝的素因）、ホルモン、（免疫）、栄養、（癌抑制遺伝子）などの関与があげられる。

- [ ] 発癌物質では芳香族アミン系物質、（N‐ニトロソ化合物）、（ベンツピレン）などがある。

- [ ] （ウイルス）が原因で起こる癌として、EBV（エプスタイン・バー・ウイルス）による（バーキットリンパ腫）や（鼻咽頭癌）、HPV（ヒトパピローマウイルス）による（子宮頸癌）や陰茎癌、（HTLV-1）による成人T細胞白血病、HBV（B型肝炎ウイルス）やHCV（C型肝炎ウイルス）による（肝細胞癌）などがある。

- [ ] （胃癌）の発生に（ヘリコバクター・ピロリ菌）の感染の関与が考えられている。

- [ ] （家族性大腸ポリポーシス）では大腸に無数の（腺腫）がみられ、経時的に悪性化して（腺癌）が発生する。

- [ ] （色素性乾皮症）では紫外線により遺伝子変異が生じ、皮膚癌が好発する。

Question	Answer
1 良性腫瘍は被膜を有し、膨張性に発育し、転移は少ない。	**1** ☐ ×：良性腫瘍は転移しない。
2 良性腫瘍細胞は、異型性は軽度で、分化度は低い。	**2** ☐ ×：良性の腫瘍細胞は分化度が高い。
3 上皮性腫瘍は、粘膜上皮や腺細胞など上皮細胞から発生したものをいう。	**3** ☐ ○
4 乳頭腫や腺腫は良性上皮性腫瘍である。	**4** ☐ ○
5 上皮性腫瘍は腫瘍実質と腫瘍間質の区別は不明瞭である。	**5** ☐ ×：腫瘍実質と間質の区別は明瞭であり、非上皮性腫瘍は不明瞭である。
6 核の大小不整、核・細胞質比の増大、核分裂の増加などは悪性腫瘍細胞の特徴である。	**6** ☐ ○
7 血管腫、脂肪腫、平滑筋腫、骨肉腫は良性非上皮性腫瘍である。	**7** ☐ ○：骨肉腫は悪性非上皮腫瘍である。
8 腺癌、扁平上皮癌、悪性リンパ腫は悪性上皮性腫瘍である。	**8** ☐ ×：悪性黒色腫は上皮性腫瘍ではない。
9 悪性上皮性腫瘍は癌腫、悪性非上皮性腫瘍を混合腫瘍という。	**9** ☐ ×：悪性非上皮性腫瘍は肉腫という。
10 未分化癌は未分化間葉細胞から発生した腫瘍である。	**10** ☐ ×：未分化癌は上皮細胞由来で分化度が非常に低い、異型の強い悪性上皮性腫瘍である。
11 ウィルムス腫瘍や網膜芽腫は小児に発生しやすい良性腫瘍である。	**11** ☐ ×：悪性腫瘍である。
12 扁平上皮癌で癌真珠が多数みられるのは低分化型である。	**12** ☐ ×：癌真珠が多いのは高分化型である。
13 大腸癌は、先ず肺に転移しやすい。	**13** ☐ ×：門脈に入り肝臓に転移しやすい。
14 前立腺癌は骨転移しやすい。	**14** ☐ ○
15 エプスタインバーウイルス（EBV）の感染により子宮頚部癌が発生しやすい。	**15** ☐ ×：EBV感染はバーキットリンパ腫と関連が深い。子宮頚部癌はヒトパピローマウイルス（HPV）と関連がある。

7 ▶先天性異常

- [ ] 出生前や出生時に生理機能的異常や形態的異常があるものを（先天性異常）という。また、先天性異常のうち形態的異常を（奇形）という。

- [ ] 染色体は父方と母方由来の染色体が対となり、これを（相同染色体）という。

- [ ] 相同染色体の同じ遺伝子座に位置する遺伝子を（対立遺伝子）という。

- [ ] 同じ対立遺伝子のものを（ホモ接合）、違う対立遺伝子のものを（ヘテロ接合）という。

- [ ] ヘテロ接合で一方の遺伝子のみが発現する場合、この遺伝子を（優性遺伝子）といい、逆に発現しない遺伝子を（劣性遺伝子）という。

- [ ] 単因子性遺伝の疾患は1つの遺伝子の異常により発症し、（メンデルの法則）に従う。

- [ ] 多因子性遺伝の疾患は複数の遺伝的要因と（環境要因）が合わさって発症する疾患で（2型糖尿病）、（高血圧）、（統合失調症）などがこの例である。

- [ ] 伴性劣性遺伝病はX染色体上の遺伝子異常による疾患で、通常（男子）に出現する。（血友病）、（緑赤色盲）、（伴性無ガンマグロブリン血症）などがこの例である。

- [ ] 常染色体優性遺伝の疾患には（マルファン症候群）、（フォン・レックリングハウゼン病）、（結節性硬化症）、（家族性大腸ポリポーシス）などがある。

- [ ] 多くの先天性代謝異常の疾患が（常染色体劣性遺伝）の形式で遺伝し、（脂質蓄積症）、（糖原病）、（ウィルソン病）、（重症複合型免疫不全症）などがこの例である。

- [ ] 常染色体異常による疾患には21番染色体の（トリソミー）である（ダウン症）、5番染色体短腕の欠失による（ネコ鳴き症候群）などある。

- [ ] 性染色体異常による疾患には45XO型（ターナー症候群）や47XXY型（クラインフェルター症候群）がある。

- [ ] 胎生期の臓器に作用し奇形を誘発する可能性のある因子を（催奇形因子）といい、（ウイルス）、（放射線）、（薬物や毒物）、（酸素欠乏）などがこれにあたる。

風疹ウイルス	先天性風疹症候群（白内障、聴力障害、心大血管奇形）
放射線	小頭症
サリドマイド（睡眠薬）	アザラシ肢（四肢低形成）

- [ ] 目に見える部位の奇形を（外表奇形）、内臓の奇形を（内臓奇形）という。

▶先天性異常 Q&A

Question	Answer
1 アデニン、シトシン、ウラシル、グアニンはDNAを構成する塩基である。	**1** ☐ ×：ウラシルはRNA
2 相同染色体上で対応し存在する遺伝子を優性遺伝子という。	**2** ☐ ×：優性遺伝子 → 対立遺伝子
3 対立遺伝子が同質であればホモ接合という。	**3** ☐ ○
4 ヘテロ接合で一方の遺伝子のみが発現する場合、この遺伝子を劣性遺伝子という。	**4** ☐ ×：劣性遺伝子 → 優性遺伝子
5 血友病は伴性劣性遺伝を示す疾患である。	**5** ☐ ○
6 血友病は女性に発生頻度が高い。	**6** ☐ ×：血友病は伴性劣勢遺伝である為、通常は男性に発症
7 マルファン症候群は常染色体優性遺伝を示す疾患である。	**7** ☐ ○
8 家族性大腸ポリポーシスは常染色体劣性遺伝の疾患である。	**8** ☐ ×：常染色体優性遺伝の疾患
9 脂質蓄積症は常染色体優性遺伝の疾患である。	**9** ☐ ×：常染色体劣性遺伝の疾患
10 レックリングハウゼン病は常染色体優性遺伝の疾患である。	**10** ☐ ○
11 緑赤色盲は伴性劣性遺伝の疾患である。	**11** ☐ ○
12 ウィルソン病は伴性劣性遺伝の疾患である。	**12** ☐ ×：ウィルソン病は常染色体劣性遺伝
13 ダウン症やネコ鳴き症候群は性染色体の異常によって生じる。	**13** ☐ ×：ダウン症やネコ鳴き症候群は常染色体の異常
14 ダウン症候群は21番常染色体のトリソミーによっておこる。	**14** ☐ ○
15 クラインフェルター症候群では染色体が45XO型である。	**15** ☐ ×：ターナー症候群は45XO型、クラインフェルター症候群は47XXY型
16 アザラシ肢症は放射線によって生じる奇形である。	**16** ☐ ×：アザラシ肢症はサリドマイド（睡眠薬）が原因

8 ▶ 病因

□ 疾病の原因を（病因）といい、（内因）と（外因）にわかれる。

内因	（人種）、（性）、（年齢）、（遺伝的素因）	外因	（物理的要因）、（化学的要因）、（生物学的要因）

□ ビタミンA、D、E、Kは（脂溶）性ビタミンである。

ビタミン欠乏症

ビタミンA欠乏	（夜盲症）、（角膜乾燥症）	ビタミンC欠乏	（壊血病）
ビタミンB₁欠乏	（脚気）	ビタミンD欠乏	（くる病）、（骨軟化症）
ビタミンB₂欠乏	（口角炎）、（舌炎）	ビタミンK欠乏	（出血傾向）
ビタミンB₁₂欠乏	（悪性貧血）		

□ 熱傷

熱傷深度	障害組織	症状
第Ⅰ度熱傷	表皮〔（角質層）〕	（紅斑）、（疼痛）、（熱感）
第Ⅱ度熱傷 浅層	表皮〔（有棘層）、（基底層）〕	（水疱形成）、（強い疼痛）、（灼熱感）、（知覚鈍麻）
第Ⅱ度熱傷 深層	真皮〔（乳頭層）、（乳頭下層）〕	（水疱形成）、（強い疼痛）、（灼熱感）、（知覚鈍麻）
第Ⅲ度熱傷	（真皮全層）、（皮下組織）	（壊死）、（炭化）、（無痛）、（瘢痕）

□ 広範囲熱傷の場合、局所の障害より（熱傷ショック）や（感染）などの全身的な影響が問題となる。

□ 放射線はX線、γ線などの（電磁放射線）とα線、β線、電子線、中性子線、陽子線などの（粒子線）に分類される。

□ 放射線の細胞や組織への影響は細胞の（増殖能）や（再生能）に依存し、増殖能、再生能が高いほど影響が大きい。

放射線感受性が高い細胞	（造血細胞）、（精祖細胞）、（卵母細胞）、（腸上皮細胞）
放射線感受性が低い細胞	（骨・軟骨細胞）、（筋細胞）、（神経細胞）

※放射線感受性が高い細胞＝放射線の影響を受けやすい細胞

□ 我々の周辺に存在し体内に取り込まれることでホルモンの様に働き内分泌系に影響を与える物質を（内分泌攪乱物質）といい、（ビスフェノールA）、（ダイオキシン類）、（PCB）、（DDT）などがこれである。

□ 公害とその原因物質

水俣病	（有機水銀）	イタイイタイ病	（カドミウム）	四日市喘息	（硫黄酸化物）

8 ▶ 病因 Q&A

Question	Answer
1 病因は内因と外因からなり年齢、遺伝、感染、免疫などは内因である。	**1** ☐ ×：感染は外因
2 栄養や内分泌かく乱物質は内因に含まれる。	**2** ☐ ×：栄養や内分泌かく乱物質は外因
3 ビタミンEは水溶性ビタミンである。	**3** ☐ ×：ビタミンEは脂溶性ビタミン
4 ビタミンA欠乏では脚気を起こす。	**4** ☐ ×：ビタミンA欠乏では夜盲症、ビタミンB1欠乏では脚気をおこす。
5 ビタミンD欠乏症では骨軟化症やくる病を起こす。	**5** ☐ ○
6 ビタミンK欠乏症では壊血病を起こす。	**6** ☐ ×：ビタミンK欠乏では出血傾向、ビタミンC欠乏では壊血病を起こす。
7 第3度熱傷は水疱性熱傷のことである。	**7** ☐ ×：第3度熱傷は壊死性熱傷
8 第1度熱傷では瘢痕を残さず治癒する。	**8** ☐ ○
9 第2度熱傷では熱に障害が皮下組織、筋層に及ぶ。	**9** ☐ ×：真皮まで
10 広範囲熱傷の場合、局所の障害より熱傷ショックや感染などの全身的な影響が問題となる。	**10** ☐ ○
11 α線、β線、γ線は粒子線に分類される。	**11** ☐ ×：γ線は電磁放射線
12 細胞の増殖能が高いほど放射線の影響は少ない。	**12** ☐ ×：細胞の増殖能が高いほど放射線の影響は大きい。
13 卵巣や脳、筋は放射線障害を受けやすい。	**13** ☐ ×：神経細胞や筋細胞は放射線感受性が低い。
14 脱毛、下痢、血小板減少、発癌は放射線急性障害である。	**14** ☐ ×：発癌は放射線晩期障害
15 内分泌撹乱物質にはビスフェノールA、ダイオキシン類、PCB、DDTなどがある。	**15** ☐ ○
16 イタイイタイ病の原因物質は有機水銀である。	**16** ☐ ×：カドミウムが原因
17 アスベストは悪性中皮腫や肺癌の原因となる。	**17** ☐ ○

Column

国家試験の勉強法

　効率の良い勉強法とは？　気づけばあと少ししか時間がない！　と焦っている受験生なら一度は考えることだろう。やっと、やる気になって教科書を1ページから読んでみる…。もちろん、最初から理解しようとするのは大事だが、絶対に終わらない。何から手をつけていいかわからない人は、以下の手順でやってみて欲しい。

①**過去問10年分を集めてくる。**

②**生理学の問題、解剖学の問題**…といったように、科目ごとに整理して過去問問題集を作る。できれば、Wordなどに問題を打ち込む。PCがなければノートに問題を写す、貼るでもいいと思う。既成の物があればそれを使っても良いし、時間がなければ数人で手分けしても良いが、どんな問題が出ているか把握するためにも自分でやるのがオススメ。
　問題を覚えるためにも科目ごとに行う方がよい。時間はかかるが頭は使わない単なる作業なので、勉強より楽なはず。ただし、ここで勉強した気にならないように。

③**教科書を使いながら、問題を解く。**この時、作った問題集には何も書き込まない！教科書を開いて調べたら、問題で問われている部分に蛍光ペンなどでチェックを入れておく。問題集とは別に解答集も作っておく。余裕があれば解説も自分で書いておこう。
　この段階で頻出部分が自分でわかると思うので、教科書にチェックを付けた部分を重点的に勉強する。

④**何も見ずに全て正答できるまで、過去問問題集を繰り返し解く。**

　まずは、敵を知ること。また、①は1日、②は2週間で終わらせるなど、大まかな期限も設定しておこう。③、④に時間をかけるようにする。過去問10年分問題を覚えるくらい解けば、合格できるはずだ。祈合格。

柔整国試 でるポとでる問

PART 3 一般臨床医学

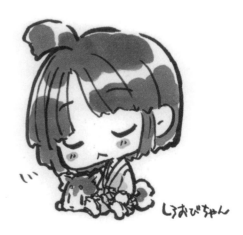

い

しおびちゃん

1 ▶消化器疾患

- □ **逆流性食道炎**は（胃酸）の逆流により、食道粘膜にびらんや（潰瘍）※などを生じるもので、（胸やけ）や呑酸（口の中に上がってくる酸っぱい味覚）などがみられる。
  ※粘膜下層におよぶ組織の欠損。

- □ **食道癌**の組織型では（扁平上皮）癌が多く、（胸部中部）食道に好発する。初期は（無症状）であるが、進行すると、（狭窄）感、（嚥下）困難（特に固形物）、（体重）減少、（嗄声）※などを生じる。危険因子として、アルコール、（喫煙）、（熱い）食事などがある。
  ※かすれ声のこと。

- □ **マロリー・ワイス症候群**は（嘔吐）の反復により、食道下端の粘膜に裂創を生じ（吐血）をきたす疾患で、過度の（アルコール）摂取などが誘因となる。

- □ **食道静脈瘤**は食道・胃粘膜下層の静脈が拡張・怒張※したもので、原因として（肝硬変）などによる門脈圧（亢進）がある。
  ※血管などが膨れること。

- □ ヘリコバクター・ピロリ（ピロリ菌）の感染は（慢性胃炎）や（胃・十二指腸潰瘍）、（胃癌）の発症と関連があるとされる。

- □ **胃・十二指腸潰瘍**は（胃酸）や（消化酵素）が自己の組織に作用し［→（自己消化）］、（潰瘍）を形成したもの（消化性潰瘍）である。

- □ **胃潰瘍**では（食後）に、**十二指腸潰瘍**では（空腹時）に心窩部痛を生じる。

- □ **胃・十二指腸潰瘍**で出血すると、（コーヒー残渣）様の吐血や（タール）便がみられる。

- □ **潰瘍性大腸炎**は主に大腸粘膜にびらんや潰瘍を生じる（原因不明）のびまん性炎症性疾患で、（直腸）から始まる（連続）性の病変がみられる。

- □ **クローン病**は（原因不明）の肉芽腫性炎症性疾患で、消化管壁は（全層）性に障害される。病変は（非連続）性で、口から肛門までの全ての消化管に起こりうるが、（回盲）部に好発する。

- □ **過敏性腸症候群**（IBS）は（器質）的病変がみられないにも関わらず、（消化器）症状がみられるもので、（便秘）型、（下痢）型、それらを繰り返す交替型などがある。

- □ **虚血性大腸炎**は（動脈硬化）や慢性の（便秘）などが原因となって起こる大腸の（血行）障害で、突然の（腹痛）と（下血）、下痢で発症する。

- □ **大腸癌**の多くは（腺）癌で、（直腸）や（S状）結腸に好発する。

- □ **家族性大腸ポリポーシス**は大腸粘膜に100個以上の（ポリープ）ができる（遺伝）性疾患で、放置すると（癌化）する確率が高い。

☐ **虫垂炎**では右上前腸骨棘と臍を結んだ外側3分の1の位置に圧痛点があり、これを（マックバーネー）点という。

☐ **腸閉塞（イレウス）**は腸管内容の肛門側への（通過）が障害された状態で、排便・排ガスの（停止）や腹部（膨満感）、腹痛、嘔吐などを生じる。

☐ **A型肝炎**はHAV（A型肝炎ウイルス）の（経口）感染により、（発熱）や（黄疸）などの（一過）性の急性肝炎症状を起こすもので、終生免疫獲得のため、（慢性化）しない。

☐ **B型肝炎**はHBV（B型肝炎ウイルス）の（血液・性・母子）感染により発症し、（慢性化）することもある。血清中のHBe抗原やHBs抗原は感染の（状態）を、HBc抗体やHBe抗体、HBs抗体は感染の（既往）を示す。

☐ **C型肝炎**は主にHCV（C型肝炎ウイルス）の（血液）感染により感染し、（慢性化）率が高い。

☐ **E型肝炎**はHEV（E型肝炎ウイルス）の（経口）感染による（一過）性の急性肝炎である。

☐ **劇症肝炎**の原因では（B型）肝炎が最も多い。

☐ **慢性肝炎**の原因では（HCV・HBV感染）によるものが多く、症状は（無症状）のことが多い。

☐ **肝硬変**では皮膚症状として（クモ）状血管腫や（手掌）紅斑、性ホルモンの代謝障害による（女性化）乳房などがみられる。また、門脈圧が（亢進）し、（メズサの頭）とよばれる腹壁静脈の怒張や（脾）腫、（食道・胃）静脈瘤、（腹水）貯留などを合併する。

☐ **肝細胞癌**の多くは（C型肝炎）による肝硬変や慢性肝炎を経て発症する。

☐ **肝細胞癌**の腫瘍マーカーとして（AFP）や（PIVKA-Ⅱ）が用いられる。

☐ **胆石症**は結石が形成される部位により、（胆嚢）結石（最多80%）、（総胆管）結石、肝内胆管結石に分類される。結石の種類では（コレステロール）結石が最も多く、その他（ビリルビン）結石などがある。

☐ **胆嚢結石**では（無症状）が多いが、胆石が胆嚢頸部や胆管に嵌頓すると（右季肋）部や心窩部などに疼痛を生じる。

☐ **胆嚢炎**は（胆嚢結石）が原因となることが多く、激しく持続的な（上腹部）痛や発熱、（黄疸）などを生じる。

☐ **急性膵炎**は（アルコール）や（胆石）などが原因となり、（膵酵素）が膵実質を破壊する（自己消化）により生じ、持続的な（上腹部）痛・（背部）痛、（発熱）、悪心・嘔吐などを呈する。

☐ **膵炎**では、血清・尿中に（アミラーゼ）や（リパーゼ）などの膵逸脱酵素※の上昇がみられる。
※本来、細胞内に存在する酵素が細胞壊死により血液中に流出したもの。

1 ▶ 消化器疾患 Q&A

Question	Answer
1 逆流性食道炎の症状に嚥下時の胸痛がある。	**1** ☐ ○：その他、胸焼け、呑酸がある。
2 食道癌では腺癌が多い。	**2** ☐ ×：腺癌 → 扁平上皮癌
3 食道癌は上部食道に好発する。	**3** ☐ ×：中部、下部食道に好発する。
4 食道癌の危険因子として喫煙がある。	**4** ☐ ○
5 食道癌は冷たい食事をよく食べると起こりやすい。	**5** ☐ ×：熱い食事が原因となる。
6 飲酒は食道癌の危険因子ではない。	**6** ☐ ×：危険因子である。
7 高脂肪食は食道癌の危険因子である。	**7** ☐ ×：危険因子ではない。
8 食道癌の初期には胸痛がみられることが多い。	**8** ☐ ×：初期は無症状が多い。
9 食道癌はバリウム検査により早期発見が可能である。	**9** ☐ ×：早期発見は困難である。
10 マロリー・ワイス症候群の原因は長期の喫煙である。	**10** ☐ ×：原因としてアルコール過飲が多い。
11 食道静脈瘤は門脈圧亢進が原因となる。	**11** ☐ ○
12 慢性胃炎の原因としてヘリコバクター・ピロリの感染がある。	**12** ☐ ○
13 胃潰瘍では空腹時に上腹部痛がみられる。	**13** ☐ ×：空腹時 → 食後
14 胃・十二指腸潰瘍では鮮紅色の吐血がみられる。	**14** ☐ ×：鮮紅色 → コーヒー残渣様
15 潰瘍性大腸炎はヘリコバクター・ピロリの感染が原因となる。	**15** ☐ ×：原因不明である。
16 潰瘍性大腸炎では直腸病変はみられない。	**16** ☐ ×：直腸に必ず病変がある。
17 潰瘍性大腸炎は回盲部に好発する。	**17** ☐ ×：潰瘍性大腸炎 → クローン病
18 クローン病では、病変は直腸から連続的に広がる。	**18** ☐ ×：クローン病 → 潰瘍性大腸炎
19 過敏性腸症候群では腸に器質的病変は認められない。	**19** ☐ ○
20 虚血性腸炎は便秘がちの人に多くみられる。	**20** ☐ ○

21 大腸癌は上行結腸に好発する。	21 ☐ ×：S状結腸や直腸に好発する。
22 家族性大腸ポリポーシスは癌化の可能性は少ない。	22 ☐ ×：癌化率が高い。
23 腸閉塞の症状として下痢がみられることが多い。	23 ☐ ×：排便は停止する。
24 A型肝炎は血液を介して感染する。	24 ☐ ×：経口感染である。
25 B型肝炎は経口的に感染する。	25 ☐ ×：非経口感染である。
26 E型肝炎は性行為感染により起こる。	26 ☐ ×：経口感染である。
27 劇症肝炎の原因としてC型肝炎が多い。	27 ☐ ×：C型 → B型
28 劇症肝炎は一過性で予後良好である。	28 ☐ ×：予後不良である。
29 A型肝炎は慢性化しない。	29 ☐ ○
30 B型肝炎の急性期にはHBe抗原を認める。	30 ☐ ○
31 血清HBs抗原の上昇はB型肝炎の既往を示す。	31 ☐ ×：HBs抗原 → HBs抗体
32 C型肝炎は慢性化し、肝硬変に移行しやすい。	32 ☐ ○
33 肝硬変では門脈圧が低下する。	33 ☐ ×：低下 → 上昇
34 肝硬変ではクモ状血管腫や輪状紅斑などの皮膚症状がみられる。	34 ☐ ×：輪状紅斑 → 手掌紅斑
35 肝硬変では女性化乳房や腹水、血尿がみられる。	35 ☐ ×：血尿はみられない。
36 肝硬変では腹壁静脈怒張がみられる。	36 ☐ ○：「メズサの頭」とよばれる。
37 門脈圧亢進症状として多血症がある。	37 ☐ ×：貧血となる。
38 肝細胞癌の腫瘍マーカーとしてPSAが用いられる。	38 ☐ ×：PSAは前立腺の腫瘍マーカー。
39 胆石症ではカルシウム結石が最も多い。	39 ☐ ×：カルシウム → コレステロール
40 胆嚢結石は無症状のことが多い。	40 ☐ ○
41 膵炎では右下肋部の疝痛発作が特徴である。	41 ☐ ×：膵炎 → 急性胆嚢炎
42 慢性膵炎では血清・尿中アミラーゼが低下する。	42 ☐ ×：低下 → 上昇

2 ▶呼吸器疾患

☐ 咳嗽は気道に侵入した異物を排出するための（生体防御）反射であり、喀痰を伴う（湿性）咳嗽と伴わない（乾性）咳嗽がある。

☐ 喀痰は（気道分泌液）が塊となって排出されたもので、肺炎や気管支炎では（膿）性痰が、肺水腫では（ピンク）色の（泡沫）状痰が、肺癌や肺結核、気管支拡張症では（血）痰がみられる。

☐ 臥位では（肺うっ血）のために呼吸困難が増強し、座位になると軽減するものを（起座）呼吸という。（左）心不全や（喘息）の発作時にみられる。

☐ 胸水には蛋白成分の少ない（漏出）性胸水と蛋白成分の多い（滲出）性胸水がある。前者は（心）不全や肝不全、腎不全などで増加し、後者は胸膜炎や膠原病など（炎症）性疾患でみられる。

☐ 健常者の打診において、肺野では（清音）（共鳴音：持続が長く、低調で、大きく澄んだ音）が聴取される。一方、肺炎や結核、（無気）肺、（胸水貯留）などで含気量が低下すると（濁音）が聴取される。

☐ 健常者の聴診で聴取される正常呼吸音には（気管）呼吸音、（気管支）呼吸音、（肺胞）呼吸音がある。

☐ 異常呼吸音（副雑音）には（ラ音）と（胸膜摩擦音）があり、前者はさらに（連続性ラ音）と（断続性ラ音）に分けられる。

☐ 連続性ラ音は気道の狭窄などで聴かれ、高音性の（笛音）と低音性の（いびき音）がある。前者は（気管支喘息）などで聴取される。

☐ 断続性ラ音には、硬くなった肺胞が遅れて開く時に生じる（捻髪音）と気道内分泌液の貯留が原因となる（水泡音）がある。前者は（肺線維症）などで聴取される。

☐ 発声による声の振動を胸壁で感知するものを（声音振盪）といい、気胸や胸水貯留、肺気腫などで（減弱）する。

☐ 呼吸機能検査において（1秒率）が70％未満に低下する換気障害を（閉塞）性換気障害といい、呼気の（延長）や残気量の（増加）を特徴とする。一方、（％肺活量）※が80％未満に低下する換気障害を（拘束）性換気障害といい、肺の（拡張）不全や容量の（減少）を特徴とする。
※計算によって求められる予測肺活量に対する実測肺活量の割合。

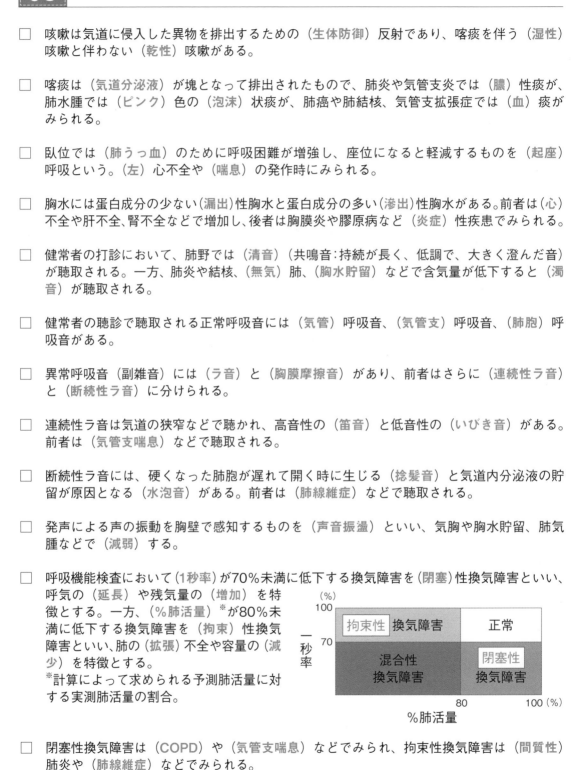

☐ 閉塞性換気障害は（COPD）や（気管支喘息）などでみられ、拘束性換気障害は（間質性）肺炎や（肺線維症）などでみられる。

☐ **肺水腫**は肺胞壁の毛細血管から液体成分が（肺胞）内に滲み出し、（呼吸困難）を引き起こす状態で（左心不全）などが原因となる心原性肺水腫とそれ以外の非心原性肺水腫にわけられる。

☐ **かぜ症候群**の原因では（ウイルス）感染によるものが多い。

☐ **肺炎**は病院外で発症する（市中）肺炎と入院後48時間以降に発症する（院内）肺炎などに分類される。前者の原因菌では（肺炎球）菌によるものが多く、（高熱）や強い呼吸困難、（胸痛）、咳などがみられる。

☐ **肺炎**では血中酸素飽和度は（低下）し、呼吸数は（増加）する。また血液検査で（CRP）上昇や（白血球）数の増加が認められる。

☐ **結核**は（抗酸）菌の一種である結核菌の感染症で、（空気）感染※により肺結核を引き起こす。ほとんどが（不顕）性感染であり、（免疫低下）により顕性感染となる（二次結核）。
※咳やくしゃみから生じた飛沫（病原体を含む水分の粒子）から水分が蒸発し、非常に軽い微粒子（＝飛沫核）を吸い込むことで感染するもの。

☐ **結核**では（ツベルクリン）反応※は陽性となり、胸部X線では（空洞）病変などがみられる。予防には弱毒化されたウシ型結核菌である（BCG）の接種が行われる。
※結核菌培養ろ液から精製した抗原を皮内投与し、48時間後に接種部位の発赤等を測定して感染を診断する検査。

☐ **気管支喘息**は気道（過敏）性の亢進により（可逆）性の気道狭窄をきたす（閉塞）性換気障害で、発作性の（呼気）性呼吸困難を起こす。

☐ **気管支喘息**の発作は（夜間）や（早朝）に出現しやすく、好発する季節は（秋）が最も多い。重症発作では呼吸困難のため（坐位）の姿勢をとる。

☐ **慢性閉塞性肺疾患（COPD）**は、（肺胞壁）の破壊による気腫性病変（**肺気腫**）と慢性的な気管支の（炎症）（**慢性気管支炎**）の合併により引き起こされる（不可逆）的で（進行）性の気流閉塞を呈する疾患である。

☐ **慢性閉塞性肺疾患（COPD）**は長期にわたる（喫煙）が原因となり、（労作）時の呼吸困難や咳、痰などがみられる。

☐ **肺気腫**では（口すぼめ）呼吸や、残気量の増加による（ビール樽）状胸郭など特徴的な身体所見がみられる。また、胸部の打診では肺過膨張による（鼓音）（過共鳴音）が聴取され、肺肝境界※は（下降）する。
※安静呼吸時における肺の清音と肝臓の濁音の境界。

☐ **肺血栓塞栓症**は静脈血に生じた血栓が肺動脈に詰まり、（突然）の胸痛や呼吸困難で発症する。

☐ **気胸**は空気が胸腔内に漏れ、肺が（虚脱）した（しぼんだ）状態である。若い（高）身長、（痩せ）型の（男）性に多く、（突然）の呼吸困難を起こす。

2 ▶呼吸器疾患 Q&A

Question	Answer
❶ 痰を伴わない咳を乾性咳という。	❶ ☐ ○
❷ 湿性咳は鎮咳薬により治療する。	❷ ☐ ×：痰の排出を抑制するため不適。
❸ 肺気腫では泡沫状のピンク色の痰がみられる。	❸ ☐ ×：肺気腫 → 肺水腫
❹ 肺結核では血痰がみられる。	❹ ☐ ○
❺ 気管や肺など呼吸器系で出血すると、吐血を起こす。	❺ ☐ ×：吐血 → 喀血
❻ 坐位では肺うっ血が増強し、呼吸困難となる。	❻ ☐ ×：坐位 → 臥位
❼ 低蛋白血症では漏出性胸水がみられる。	❼ ☐ ○：肝硬変、ネフローゼ症候群など。
❽ 心不全では滲出性胸水がみられる。	❽ ☐ ×：滲出性 → 漏出性
❾ 健常者の打診で清音が聴取されるのは肺である。	❾ ☐ ○
❿ 胸水貯留では胸部打診で鼓音が聴取される。	❿ ☐ ×：鼓音 → 濁音
⓫ 連続性ラ音は異常呼吸音の一つである。	⓫ ☐ ○：気道の狭窄により聴かれる。
⓬ 肺胞呼吸音は異常呼吸音の一つである。	⓬ ☐ ×：正常呼吸音である。
⓭ 健常者の肺の聴診では胸膜摩擦音が聴かれる。	⓭ ☐ ×：胸膜炎などで聴かれる。
⓮ 断続性ラ音には笛音やいびき音がある。	⓮ ☐ ×：断続性 → 連続性
⓯ 捻髪音は肺線維症などで聴かれる。	⓯ ☐ ○
⓰ かぜ症候群の原因では細菌によるものが多い。	⓰ ☐ ×：細菌 → ウイルス
⓱ 市中肺炎は肺炎球菌によるものが多い。	⓱ ☐ ○
⓲ 肺炎では血中酸素飽和度が低下する。	⓲ ☐ ○
⓳ 肺炎では呼吸数が低下する。	⓳ ☐ ×：低下 → 増加
⓴ 細菌性肺炎では血液検査でCRP上昇や白血球増加を認める。	⓴ ☐ ○

㉑	結核菌は真菌の一種である。	㉑ □	×：真菌 → 抗酸菌（細菌の一種）
㉒	結核ではツベルクリン反応が強陽性となる。	㉒ □	○
㉓	結核の治療にはBCGが用いられる。	㉓ □	×：治療 → 予防
㉔	閉塞性換気障害では肺活量が低下する。	㉔ □	×：肺活量 → 1秒率
㉕	閉塞性換気障害では吸気が延長する。	㉕ □	×：吸気 → 呼気
㉖	閉塞性換気障害では残気量が増加し、肺過膨張をきたす。	㉖ □	○：横隔膜の平坦化がみられる。
㉗	気管支喘息の発作時には呼気の短縮を認める。	㉗ □	×：短縮 → 延長
㉘	気管支喘息では不可逆性の気管支閉塞を生じる。	㉘ □	×：不可逆性 → 可逆性
㉙	気管支喘息の発作は冬期に好発する。	㉙ □	×：季節の変わり目に好発する。秋が最多。
㉚	気管支喘息の重積発作では臥位の姿勢をとる。	㉚ □	×：臥位 → 坐位
㉛	気管支喘息の発作は夜中〜明け方に多くみられる。	㉛ □	○
㉜	気管支喘息では吸気性の呼吸困難を生じる。	㉜ □	×：吸気性 → 呼気性
㉝	COPDでは労作性呼吸困難がみられる。	㉝ □	○
㉞	COPDは可逆性の気管支閉塞により閉塞性換気障害をきたす疾患である。	㉞ □	×：可逆性 → 不可逆性
㉟	肺気腫では肺過膨張によりビール樽状胸郭がみられる。	㉟ □	○
㊱	肺気腫では胸部の打診で濁音を認める。	㊱ □	×：濁音 → 鼓音（過共鳴音）
㊲	肺気腫では肺肝境界が上昇する。	㊲ □	×：上昇 → 下降
㊳	COPDの主な原因は長期にわたる飲酒である。	㊳ □	×：飲酒 → 喫煙
㊴	COPDは突然の胸痛で発症する。	㊴ □	×：呼吸困難、咳、痰などがみられる。
㊵	肺塞栓症では徐々に進行する呼吸困難がみられる。	㊵ □	×：徐々に進行する → 突然の
㊶	自然気胸は肥満型の中年女性に好発する。	㊶ □	×：痩せ型、長身の若い男性に多い。
㊷	気胸では胸部の聴診で声音減弱を認める。	㊷ □	○

3 ▶循環器疾患

☐ **動脈硬化**では、血管内膜に（コレステロール）などの脂質が沈着して粥状硬化巣を形成する（アテローム）性動脈硬化が最も多い。

☐ **心不全**とは種々の原因により心臓の（ポンプ）機能が低下し、全身に血液を送り出せなくなった状態で、（うっ血）※による症状が主体となるため（うっ血）性心不全ともよばれる。
※血流障害により静脈内に血液が溜まった病態。

☐ **左心不全**では（心拍出量）が低下し、血圧（低下）、（頻）脈、冷汗、四肢（チアノーゼ）、脳虚血による（意識）障害、腎虚血による（乏）尿などがみられる。また、肺うっ血による（呼吸）困難症状がみられる。

☐ **右心不全**では（体）循環のうっ血により、頸静脈（怒張）や腹水、（浮腫）、肝腫大、体重（増加）などがみられる。

☐ （冠状）動脈の狭窄や閉塞により、心筋への血流が減少し酸素不足に陥った疾患を（虚血性）心疾患と総称し、代表疾患として（狭心症）や（心筋梗塞）がある。

☐ **狭心症**は、冠動脈の（一過）性の狭窄や攣縮による（短時間）の心筋虚血状態である。最も多いのは（運動）時に胸痛発作がみられる（労作）性狭心症で、（安静）により痛みは消失する。

☐ **狭心症**のうち、発作の発現様式や症状に変化があるものを（不安定）狭心症といい、（心筋梗塞）に移行しやすい。また、冠動脈の攣縮が原因となる狭心症を（冠攣縮）性狭心症（異型狭心症）といい、（安静）時に発作がみられることが多い（安静時狭心症）。

☐ 典型的な**狭心症**では、発作時に心電図でST（低下）がみられるが、異型狭心症ではST（上昇）となる。

☐ **狭心症**の胸痛発作には（ニトログリセリン※舌下）錠が有効である。
※血管拡張作用を持つ硝酸薬の一種。

☐ **心筋梗塞**は冠動脈の閉塞により心筋（壊死）に陥ったもので、胸痛は激しく、長時間（持続）する。

☐ **心筋梗塞**ではニトログリセリンは（無効）で、胸痛に対して塩酸モルヒネなどの（麻薬）性鎮痛薬が用いられる。

☐ **心筋梗塞**の危険因子には（動脈硬化）を促進する因子（高血圧、脂質異常症、糖尿病、肥満、高尿酸血症、喫煙）やストレス、家族歴などがあるが、適度な（飲酒）は心筋梗塞を予防すると報告されている。

☐ **心筋梗塞**の心電図では、経時的にST（上昇）、（異常Q）波、（冠性T）波がみられる。

☐ **心筋梗塞**では、心筋壊死により（CK）（クレアチンキナーゼ）やAST、LDHなどの（逸脱酵素）が血中に増加する。

- **心臓弁膜症**とは心臓弁や支持組織の障害による急性または慢性の（弁機能）障害をおこす疾患で、原因として（溶連菌）感染による（リウマチ熱）がある（近年減少）。

- **僧帽弁狭窄症**では（拡張）期に左房から左室への血液の流入が障害され、左心房圧が（上昇）する。聴診では（拡張）期に遠雷様の雑音が聴取される。

- **僧帽弁閉鎖不全**では（収縮）期に左室から左房へ血液の（逆流）が生じ、聴診では（収縮）期に（逆流）性の雑音が聴取される。

- **大動脈弁狭窄症**は（リウマチ熱）の後遺症の他、（動脈硬化）による弁の石灰化などで起こり、（収縮）期に左室から大動脈への血液の（駆出）が障害される。左心不全による（息切れ）や（狭心）痛、心拍出量低下による（失神）発作などがみられる。

- **大動脈弁狭窄症**では、聴診で（収縮）期に駆出性雑音が聴取され、心エコー検査で大動脈弁の（開放）制限や弁口面積の（減少）などを認める。

- **先天性心疾患**には（ファロー四徴）症や（心房中隔欠損）症、（心室中隔欠損）症などがある。

- **心房中隔欠損症**や**心室中隔欠損症**では（左）心から（右）心へのシャント※が形成され、（右）心への血液流入により（右）心系の負荷が増大する。
  ※血液が本来通る場所とは別のルートを通るもの。

- **ファロー四徴症**は（4）つの心奇形を伴う先天性心疾患で、（右）心 → （左）心シャントにより生後徐々に（チアノーゼ）が出現する。

- **ファロー四徴症**では成長に伴い、運動後などにしゃがみ込む（蹲踞）や（ばち）状指がみられる。

- **高血圧症**は、原因不明の（本態）性高血圧と基礎疾患が原因となる（二次）性高血圧に分類される。ほとんどが（本態）性高血圧で、（肥満）やストレス、（塩分）過剰摂取、（アルコール）過飲など様々な生活習慣が危険因子となる。

- **大動脈瘤**は（動脈硬化）などにより動脈壁の弾力性が低下し、動脈が瘤状に膨らんだ状態で、（無症状）で経過する例が多い。

- 大動脈の（内膜）が裂け、裂け目に血液が流入し動脈瘤を形成したものを（解離）性大動脈瘤といい、（突然）の胸背部の激痛で発症する。

- **バージャー病**（閉塞性血栓性血管炎）は末梢動脈の（炎症）により血栓を生じ、動脈（閉塞）をきたす疾患で、青壮年の男性（喫煙）者に好発する。

- **バージャー病**（閉塞性血栓性血管炎）では下肢の虚血により（間欠性跛行）※がみられ（フォンテイン分類Ⅱ度）、進行すると（安静時疼痛）（Ⅲ度）や（潰瘍・壊疽）（Ⅳ度）を生じる。
  ※歩行を続けると、下肢の痛みと疲労感が強くなり足を引きずるようになるが、数分間休むと再び歩くことができるようになるもの。

3 ▶ 循環器疾患 Q&A

Question	Answer

1 アテローム性動脈硬化のリスクとしてHDLの増加がある。

1 ☐ ×：HDL → LDL

2 左心不全では体循環にうっ血を生じる。

2 ☐ ×：左心 → 右心

3 右心不全では肺うっ血がみられる。

3 ☐ ×：右心 → 左心

4 右心不全では浮腫による体重増加がみられる。

4 ☐ ○

5 肺疾患は右心不全の原因となる。

5 ☐ ○：肺性心

6 虚血性心疾患は大動脈の動脈硬化が原因となる。

6 ☐ ×：大動脈 → 冠動脈

7 狭心症では運動時に胸痛を生じる。

7 ☐ ○：労作性狭心症

8 狭心症の典型例では、発作時に心電図でST上昇を認める。

8 ☐ ×：ST上昇 → ST低下

9 狭心症では血清クレアチンキナーゼが上昇する。

9 ☐ ×：狭心症 → 心筋梗塞

10 狭心症の発作にはニトログリセリン舌下投与が有効である。

10 ☐ ○

11 心筋梗塞では右上肢に放散する痛みがみられる。

11 ☐ ×：左肩、左上肢に放散する。

12 心筋梗塞では心電図でST上昇を認める。

12 ☐ ○：その他、異常Q波、冠状T波など。

13 心筋梗塞の危険因子として飲酒がある。

13 ☐ ×：飲酒は危険因子ではない。

14 心筋梗塞の発作は安静により軽快する。

14 ☐ ×：軽快しない。

15 心筋梗塞では白血球数の減少がみられる。

15 ☐ ×：減少 → 増加

16 肥満や喫煙は心筋梗塞の危険因子である。

16 ☐ ○

17 心筋梗塞の胸痛にはニトログリセリンが有効である。

17 ☐ ×：無効である。

18 僧帽弁狭窄症の原因としてウイルス感染が多い。

18 ☐ ×：溶連菌（細菌）感染が多い。

19 僧帽弁閉鎖不全では収縮期に血液の逆流を生じる。

19 ☐ ○

20 大動脈弁閉鎖不全では、収縮期に大動脈への血液の駆出が障害される。

20 □ ×：閉鎖不全　→　狭窄症

21 大動脈弁狭窄症の原因として、動脈硬化による弁の石灰化がある。

21 □ ○

22 大動脈弁狭窄症では息切れ、狭心痛、失神発作がみられる。

22 □ ○

23 大動脈弁閉鎖不全では心エコーで大動脈弁に逆流を認める。

23 □ ○

24 心房中隔欠損症はリウマチ熱の後遺症である。

24 □ ×：先天性疾患である。

25 心室中隔欠損症では左心系の負荷が増大する。

25 □ ×：左心　→　右心

26 ファロー四徴症では左→右シャントを生じる。

26 □ ×：右→左シャントを生じる。

27 ファロー四徴症ではチアノーゼを生じる。

27 □ ○

28 ファロー四徴症ではばち状指がみられる。

28 □ ○

29 原因が明らかな高血圧を本態性高血圧という。

29 □ ×：原因不明のものをいう。

30 本態性高血圧はストレスや痩せが危険因子となる。

30 □ ×：痩せ　→　肥満

31 大動脈瘤の原因として梅毒がある。

31 □ ○

32 大動脈瘤の原因ではアテローム性動脈硬化が多い。

32 □ ○

33 大動脈瘤では初期から胸痛がみられることが多い。

33 □ ×：無症状が多い。

34 解離性大動脈瘤は突然の胸痛で発症する。

34 □ ○

35 バージャー病はアテローム性動脈硬化が原因となる。

35 □ ×：原因不明である。

36 喫煙はバージャー病の増悪因子である。

36 □ ○

37 バージャー病では間欠性跛行がみられる。

37 □ ○

38 バージャー病は高齢の女性に多く発症する。

38 □ ×：若い男性に好発する。

39 バージャー病の症状は上肢に好発する。

39 □ ×：上肢　→　下肢

4 ▶血液疾患

- ☐ **鉄欠乏性貧血**は最も頻度が（高い）貧血で、（女性）に多く発症する。

- ☐ **鉄欠乏性貧血**は胃切除や偏食などによる鉄の（吸収）不良や成長期や妊娠時など鉄の（需要）増大、出血による鉄の（喪失）などが原因となる。

- ☐ **鉄欠乏性貧血**は（小球性低色素性）貧血※に分類され、一般貧血症状の他、（スプーン）状爪などの特徴的な身体所見がみられる。※右ページ「赤血球指数」参照

- ☐ **巨赤芽球性貧血**は（ビタミンB₁₂）や（葉酸）の欠乏によりDNAの合成が障害されて生じる。

- ☐ **巨赤芽球性貧血**のうち、自己抗体の産生によりビタミンB₁₂の吸収に必要な胃の（内因子）が低下して起こるものを（悪性）貧血という。

- ☐ **巨赤芽球性貧血**の症状には（舌）炎や年齢不相応な（白髪）などがあり、特にビタミンB₁₂欠乏によるものでは（神経）症状などがみられる。

- ☐ **溶血性貧血**は何らかの原因により赤血球が（破壊）されることによって起こる貧血の総称で、このうち赤血球に対する自己抗体の産生が原因となるものを（自己免疫性）溶血性貧血（AIHA）という。

- ☐ **溶血性貧血**では溶血※により血液中のビリルビンが上昇し、（黄疸）を生じる。
  ※赤血球が破壊されること。赤血球中のヘモグロビンからビリルビンが生成する。

- ☐ **再生不良性貧血**は骨髄（低形成）により（汎血球）減少※をきたす疾患で、赤血球減少による（貧血）の他、白血球減少による（易感染）性、血小板減少による（出血）傾向などがみられる。
  ※血液中の全ての血球が減少すること。

- ☐ **白血病**は造血細胞が腫瘍化した（白血病細胞）（芽球）が増殖する疾患で、未熟な（白血病細胞）が増殖する（急性）白血病と、未熟〜成熟した全ての（白血病細胞）が増殖する（慢性）白血病に分類される。

- ☐ **急性白血病**は異常な芽球［（白血病細胞）］が増殖する疾患で、骨髄系の細胞が増殖する急性（骨髄性）白血病とリンパ系の細胞が増殖する急性（リンパ性）白血病に分類される。

- ☐ **急性白血病**では骨髄における正常造血が抑制されるため、（汎血球減少）による症状がみられる。

- ☐ **慢性**（骨髄性）**白血病**は、造血幹細胞に異常な染色体（フィラデルフィア染色体）が形成され、それにより（遺伝子）異常が生じて発症する。白血病細胞が成熟しながら増殖するため、末梢血では（全て）の成熟段階の顆粒球がみられる。

- ☐ **慢性骨髄性白血病**の初期は（無症状）だが、急性転化を起こし（急性白血病）に類似した病態になると予後（不良）となる。

66

- **成人T細胞白血病**はレトロウイルスの一種である（HTLV-1）の母乳や（性交渉）、輸血による感染で発症する。

- **特発性血小板減少性紫斑※病（ITP）**は血小板に対する（自己抗体）が産生され、血小板の（破壊）が亢進することで生じる。骨髄検査では骨髄中の（巨核球）（血小板の前駆細胞）数の減少は認められない。
  ※紫斑：皮下・粘膜下の出血により生じる紫色の出血点または出血斑。
  　　　　（血小板）の減少や機能低下、（毛細血管）の異常などで生じる。

- **特発性血小板減少性紫斑病（ITP）**のうち、6ヶ月以内に治癒する急性型は（小児）に多く、6ヶ月以上持続する慢性型は（成人女性）に多く発症する。慢性型の一部に（ヘリコバクター・ピロリ）感染の関与が認められている。

- **血友病**は血液凝固因子の（先天）的な異常により血液凝固障害をきたしたもので、血液凝固第（Ⅷ）因子（抗血友病因子）の障害による血友病Aと血液凝固第（Ⅸ）因子（クリスマス因子）の障害による血友病Bがある。

- **血友病**は（伴性劣性）遺伝※の形式をとるため、原則（男児）のみに発症する。関節内や筋肉内など（深部）組織への出血がみられる。
  ※X染色体上にある遺伝子の異常で発症するが、女性ではもう一方のX染色体上の遺伝子が正常であれば発症しない（保因者となる）。

- **播種性血管内凝固症候群（DIC）**は何らかの基礎疾患の存在下、血液凝固が（亢進）し、全身の血管内に（微小血栓）が形成され、血液凝固因子と血小板の（消費）が起こり、二次性の（線溶）亢進をきたす全身性の病態である。

- **播種性血管内凝固症候群（DIC）**では（血栓）形成による（虚血）性の臓器障害や血小板および凝固因子の（減少）や（線溶亢進）による（出血）症状がみられる。

赤血球指数

- 貧血の（種類）を推定するために用いられる指標で、赤血球数（RBC）、ヘモグロビン（Hb）、ヘマトクリット（Ht）を用いて（計算式）で求められる。

赤血球指数	定義	計算式	基準値
平均赤血球容積（MCV）	赤血球1個の容積（大きさ）	Ht／RBC×10	81～100（fL）
平均赤血球ヘモグロビン濃度（MCHC）	赤血球1個に含まれるヘモグロビン濃度	Hb／Ht×100	31～35（%）

- MCVが基準値未満で（小球）性貧血、基準値で（正球）性貧血、基準値より大きいと（大球）性貧血と分類される。

- MCHCが基準値未満で（低色素）性貧血、基準値で（正色素）性貧血と分類される。

4 ▶ 血液疾患 Q&A

Question	Answer
1 鉄欠乏性貧血ではチアノーゼがみられる。	**1** □ ×：ヘモグロビン自体が減少するため、みられない。
2 鉄欠乏性貧血は女性に多く発症する。	**2** □ ○：月経で鉄を喪失しやすいため。
3 鉄欠乏性貧血は正球性正色素性貧血に分類される。	**3** □ ×：小球性低色素性貧血に分類される。
4 胃切除は鉄欠乏性貧血の原因となる。	**4** □ ○：胃酸は鉄の吸収を促進する。
5 消化性潰瘍は鉄欠乏性貧血の原因となる。	**5** □ ○：消化管出血による鉄の喪失が原因となる。
6 ビタミンB$_{12}$欠乏は鉄欠乏性貧血の原因となる。	**6** □ ×：巨赤芽球性貧血（悪性貧血）の原因となる。
7 胃の内因子の欠乏は鉄欠乏性貧血の原因となる。	**7** □ ×：内因子はビタミンB$_{12}$の吸収に関わるため、悪性貧血の原因となる。
8 スプーン状爪は巨赤芽球性貧血でみられる。	**8** □ ×：鉄欠乏性貧血でみられる。
9 巨赤芽球性貧血は伴性劣性遺伝する。	**9** □ ×：遺伝性疾患ではなく、葉酸やビタミンB$_{12}$の欠乏などが原因となる。
10 悪性貧血の原因はビタミンB$_2$欠乏である。	**10** □ ×：ビタミンB$_2$ → ビタミンB$_{12}$
11 悪性貧血では年齢不相応な白髪がみられる。	**11** □ ○
12 悪性貧血は小球性貧血である。	**12** □ ×：小球性 → 大球性
13 溶血性貧血では赤血球の寿命が延長する。	**13** □ ×：延長 → 短縮（赤血球の破壊による）
14 自己免疫性溶血性貧血は小球性低色素性貧血である。	**14** □ ×：正球性正色素性貧血である。
15 再生不良性貧血は葉酸欠乏が原因となる。	**15** □ ×：骨髄低形成により、汎血球減少をきたす。
16 再生不良性貧血では汎血球減少となる。	**16** □ ○
17 特発性血小板減少性紫斑病（ITP）は遺伝子異常が原因である。	**17** □ ×：血小板に対する自己抗体の産生が原因である。
18 ITPでは骨髄の巨核球減少が認められる。	**18** □ ×：巨核球（血小板の前駆細胞）の減少は認められない。

19 ITPでは血小板の破壊が亢進する。

19 ☐ ○

20 ITPは急性型と慢性型に分類される。

20 ☐ ○

21 ITPの慢性型は小児に多く発症する。

21 ☐ ×：小児 → 成人女性

22 ITPにはピロリ菌感染が関与する。

22 ☐ ○：慢性型に関与する。

23 特発性血小板紫斑病では出血傾向がみられる。

23 ☐ ○

24 血友病は自己抗体の産生が原因となる。

24 ☐ ×：血液凝固因子の先天的な異常が原因である。

25 血友病は常染色体劣性遺伝する。

25 ☐ ×：伴性劣性遺伝（性染色体上に存在する遺伝子の劣性遺伝）

26 血友病は女児に好発する。

26 ☐ ×：原則、男児のみが発症する。

27 血友病Aは血液凝固第VII因子の欠乏が原因となる。

27 ☐ ×：VII → VIII（抗血友病因子）

28 血友病Bは血液凝固第VIII因子の欠乏が原因となる。

28 ☐ ×：VIII → IX（クリスマス因子）

29 血友病では深部組織への出血がみられる。

29 ☐ ○

30 急性白血病はHTLV-Iの感染により起こる。

30 ☐ ×：急性白血病 → 成人T細胞白血病

31 急性白血病では骨髄中の芽球が増加する。

31 ☐ ○：分化能を欠く白血病細胞（芽球）が増殖する。

32 急性白血病では汎血球減少がみられる。

32 ☐ ○：芽球の増殖により正常造血が抑制される。

33 急性白血病では発熱、出血傾向、多血症がみられる。

33 ☐ ×：多血症 → 貧血（赤血球減少による）

34 慢性骨髄性白血病はウイルス感染が原因である。

34 ☐ ×：遺伝子異常（フィラデルフィア染色体による）

35 慢性骨髄性白血病は急性転化を起こすと予後不良となる。

35 ☐ ○：急性白血病類似の病態に移行すると危険。

36 慢性リンパ性白血病は伴性劣性遺伝する。

36 ☐ ×：原因不明である。

37 成人T細胞白血病は放射線暴露が原因となる。

37 ☐ ×：HTLV-I感染が原因である。

☐ **糖尿病**は（インスリン）の作用不足により慢性の（高血糖）をきたす疾患で、膵β細胞の（破壊）によりインスリンの（絶対）的欠乏に陥るⅠ型糖尿病と、（インスリン分泌）障害と（インスリン抵抗性）増大が様々な程度で生じて起こるⅡ型糖尿病などに分類される。

☐ 日本では95%が（Ⅱ型）糖尿病である。

☐ **Ⅰ型糖尿病**は（自己免疫）学的機序や（ウイルス感染）などの関与が考えられており、（インスリン補充）療法が必須となる（インスリン依存型糖尿病）。

☐ **Ⅱ型糖尿病**の発症には（遺伝）因子や過食・運動不足・ストレスなどの（環境）因子、（加齢）などが関与する。薬物治療では（経口血糖降下）薬などが用いられる。

☐ **糖尿病**では長期間（無症状）のことも多いが、高血糖による症状として（口渇）・（多飲）・（多尿）が出現する。

☐ **糖尿病**では慢性的な高血糖により（細小）血管が障害され、（網膜）症、（腎）症、（末梢神経）障害などを合併する（3大合併症）。

☐ **糖尿病**の末梢神経障害（ニューロパチー）は（下肢遠位部）に初発することが多く、（感覚）障害優位である。

☐ **糖尿病**の末梢神経障害（ニューロパチー）が進行すると下肢の（動脈硬化）や（感染症）を合併し、（壊疽）などの足病変を引き起こす。

☐ **糖尿病**の診断には、（空腹時）血糖値（126 mg/dL以上）や（75 g経口ブドウ糖負荷）試験（OGTT：2時間値200 mg/dL以上）、（随時）血糖値（200 mg/dL以上）、（HbA1c）※（6.5%以上）などが用いられる。特に（HbA1c）は長期間（約1〜2ヶ月）の血糖上昇の指標となる。
※赤血球中のヘモグロビン（Hb）がグルコースと結合した割合。

☐ **高尿酸血症**は、尿酸の前駆体である（プリン体）を多く含む食事や（アルコール）により促進される。

☐ **痛風**は（高尿酸）血症が原因となり、（尿酸）塩結晶が関節内に析出して激烈な痛みを伴う急性（関節炎）を引き起こす疾患である。

☐ **痛風**は中高年の（男性）に多く、痛風発作は（第1中足趾節）関節に好発する。

☐ **先端巨大症（末端肥大症）**は（成長ホルモン）の過剰により、骨・軟部組織の異常な（発育）と（代謝）障害をきたす疾患で、（下垂体腺腫）によるものが多い。

☐ 骨端線閉鎖前（成長期）に（成長ホルモン）が過剰に分泌されると、長管骨の発育が促進されて（高身長）となり、**下垂体性巨人症**となる。

☐ **成長ホルモン分泌不全性低身長（下垂体性小人症）**では、（均整の取れた）低身長や骨年齢の（遅延）がみられるが、（知能）は正常である。

☐ **尿崩症**はバソプレッシン（抗利尿ホルモン）の（作用不足）により（多尿）をきたす疾患で、尿比重※は（低下）し（低張）尿となる。
※尿の濃さの指標。

☐ **甲状腺機能低下症**では（橋本病）（慢性甲状腺炎）が最も多く、甲状腺ホルモンの低下により全身の代謝が（低下）する。

☐ **橋本病**は中年（女性）に多く、（甲状腺腫）や発汗（減少）、心拍（減少）、（粘液水腫）、意欲（低下）などがみられる。

☐ **先天性の甲状腺機能低下症**を（クレチン症）という。

☐ **甲状腺機能亢進症**では（バセドウ病）が最も多く、甲状腺ホルモンの過剰により全身の代謝が（亢進）する。

☐ **バセドウ病**は（女性）に多く、（甲状腺腫）、眼球（突出）、（頻脈）のメルゼブルクの3徴の他、発汗（過多）、手指（振戦）、食欲（増加）、体重（減少）などの症状がみられる。

☐ **副甲状腺機能低下症**は（パラトルモン）の作用不足により、低（Ca）血症、高（P）血症となる疾患で、（低Ca）血症により神経・筋の興奮性が上昇するため、（テタニー）症状（四肢強直性けいれん）がみられる。

☐ **副甲状腺機能亢進症**は（パラトルモン）の分泌亢進により、高（Ca）血症、低（P）血症となる疾患で、（骨吸収）が亢進するため、（病的）骨折や汎発性線維性骨炎などの骨病変を生じる。

☐ **クッシング症候群**は（コルチゾール）の過剰により生じ、（満月）様顔貌や（中心）性肥満、（水牛）様肩、（赤色）皮膚線条などの特徴的な身体所見がみられる。

☐ **クッシング症候群**は血糖（上昇）、血圧（上昇）、コレステロール値（上昇）や（骨粗鬆症）などの原因となる。

☐ **原発性アルドステロン症**はアルドステロンの（過剰）により生じ、（高血圧）となる。

☐ **アジソン病**は（副腎皮質）機能低下症で、血糖（低下）、血圧（低下）、体重（減少）、（色素）沈着などがみられる。

☐ **褐色細胞腫**は（カテコールアミン）が過剰産生される（良性）腫瘍で、血圧（上昇）、血糖（上昇）、代謝（亢進）、発汗（亢進）、頭痛などを生じる。

5 ▶代謝・内分泌疾患 Q&A

Question	Answer
1 1型糖尿病はインスリン抵抗性増大により起こる。	**1** ☐ ×：膵β細胞の破壊によるインスリンの絶対的欠乏により起こる。
2 肥満はインスリン抵抗性増大の原因になる。	**2** ☐ ○
3 1型糖尿病はインスリン非依存型である。	**3** ☐ ×：インスリン依存型。治療にインスリン注射が必須となる。
4 1型糖尿病は全糖尿病の半数以上を占める。	**4** ☐ ×：日本では95％が2型糖尿病。
5 1型糖尿病は肥満型の人に多い。	**5** ☐ ×：痩せ型の人に多い。
6 1型糖尿病は生活習慣不良によって起こる。	**6** ☐ ×：1型 → 2型
7 1型糖尿病の発症には遺伝因子の関与がある。	**7** ☐ ×：遺伝因子が関与するのは2型。
8 1型糖尿病の治療には経口血糖降下薬を用いる。	**8** ☐ ×：インスリン注射で治療する。
9 長期的な血糖上昇の指標にはOGTTが用いられる。	**9** ☐ ×：OGTT → HbA1c
10 高血糖の症状として、口渇、多尿、多飲がある。	**10** ☐ ○
11 糖尿病の3大合併症は網膜症、肝炎、神経障害である。	**11** ☐ ×：肝炎 → 腎症
12 糖尿病性ニューロパチーは足指に好発する。	**12** ☐ ○：初発症状としてしびれや痛みがある。
13 痛風の原因としてアルコールがある。	**13** ☐ ○：尿酸の排泄を抑制するため。
14 痛風の原因としてプリン体の不足がある。	**14** ☐ ×：プリン体の過剰摂取が関与する。
15 痛風は若い女性に好発する。	**15** ☐ ×：ほとんどが中高年男性に発症する。
16 痛風は高尿酸血症により起こる。	**16** ☐ ○
17 痛風発作はPIP関節に好発する。	**17** ☐ ×：足のMP関節に好発する。
18 アジソン病ではコルチゾール過剰分泌がみられる。	**18** ☐ ×：コルチゾールの分泌は低下する。
19 アジソン病では血中ACTHが増加する。	**19** ☐ ○：コルチゾールの分泌低下により、二次的に増加する。

⑳ アジソン病では高血圧となる。　　　　　　　　⑳ ☐ ×：高血圧 → 低血圧

㉑ 褐色細胞腫ではカテコールアミン分泌が低下する。　㉑ ☐ ×：低下 → 増加

㉒ 尿崩症はアルドステロンの分泌低下により起こる。　㉒ ☐ ×：アルドステロン → 抗利尿ホルモン

㉓ 尿崩症では多尿になる。　　　　　　　　　　　㉓ ☐ ○

㉔ 尿崩症では高張尿がみられる。　　　　　　　　㉔ ☐ ×：高張尿 → 低張尿

㉕ 先端巨大症では内臓肥大が生じる。　　　　　　㉕ ☐ ○

㉖ 先端肥大症の原因では視床下部腫瘍が最も多い。　㉖ ☐ ×：視床下部腫瘍 → 下垂体腺腫

㉗ 先端巨大症では血中チロキシンが増加する。　　㉗ ☐ ×：チロキシン → 成長ホルモン

㉘ 成長ホルモン分泌不全性低身長では骨年齢が遅延する。　㉘ ☐ ○

㉙ クレチン症は先天性成長ホルモン分泌不全である。　㉙ ☐ ×：先天性の甲状腺機能低下症

㉚ 粘液水腫は副甲状腺機能低下でみられる。　　　㉚ ☐ ×：副甲状腺 → 甲状腺

㉛ 橋本病では眼球突出がみられる。　　　　　　　㉛ ☐ ×：橋本病 → バセドウ病

㉜ 橋本病は女性に多く発症する。　　　　　　　　㉜ ☐ ○

㉝ バセドウ病は高齢女性に好発する。　　　　　　㉝ ☐ ×：若い女性に多い。

㉞ バセドウ病では体重減少がみられる。　　　　　㉞ ☐ ○：代謝が亢進するため。

㉟ クッシング症候群は甲状腺ホルモン過剰で起こる。　㉟ ☐ ×：甲状腺ホルモン → コルチゾール

㊱ クッシング症候群では血清コレステロールの低下がみられる。　㊱ ☐ ×：低下 → 上昇

㊲ クッシング症候群では仮面様顔貌がみられる。　㊲ ☐ ×：仮面様 → 満月様

㊳ クッシング症候群では末梢性肥満がみられる。　㊳ ☐ ×：末梢性 → 中心性

☐ **膠原病**は（結合）組織に炎症が起こる（結合）組織疾患であり、さらに関節や骨、筋に疼痛を生じる（リウマチ）性疾患、（自己免疫）反応により自己組織が障害される（自己免疫）疾患の3つの側面をあわせ持つ疾患の総称である。

☐ **関節リウマチ**は（慢性関節炎）を主体とする疾患で、膠原病の中で最も頻度が（高い）。（女性）に多く、関節症状として（朝のこわばり）が特徴的で、進行すると関節が（破壊）され、（スワンネック）変形（DIP関節屈曲を伴うPIP関節過伸展）や（ボタン穴）変形（DIP関節過伸展を伴うPIP関節屈曲）、（外反）母趾などの関節変形をきたす。手では（PIP）関節や（MCP）関節に好発し、（DIP）関節のみの変形は起こりにくい。

☐ **関節リウマチ**の関節外症状として、皮下の（リウマトイド）結節や（間質）性肺炎がある。

☐ **関節リウマチ**では（リウマトイド因子）（RF）が陽性になることが多く、早期診断には（抗CCP）抗体などが用いられる。

☐ **全身性エリテマトーデス（SLE）**は（抗核抗体）などの自己抗体により引き起こされる慢性炎症性疾患で、（若年女性）に好発する。

☐ **全身性エリテマトーデス（SLE）**では全身症状として（発熱）、易疲労感、体重減少などが、皮膚症状として（蝶形）紅斑、（ディスコイド）疹（円盤状紅斑）、（日光）過敏などがみられる。また、（骨破壊）を伴わない関節炎や、腎症状として（ループス）腎炎などを生じる。

☐ **強皮症（全身性強皮症）**は皮膚の（硬化）を特徴とする疾患で、（女性）に多い。初発症状として（レイノー現象）※がみられることが多く、皮膚症状は（浮腫）期 → （硬化）期 → （萎縮）期と進行する。
※手指、足趾の細動脈が発作的に（収縮）することにより、皮膚の色調が正常→白→紫→赤→正常へと変化する現象。（寒冷）や精神的刺激で発症、増悪しやすい。

☐ **強皮症（全身性強皮症）**の消化器症状では（食道）病変の頻度が最も高く、肺症状として（肺線維症）、腎症状として（強皮症腎）とよばれる悪性高血圧がある。

☐ **多発性筋炎**は全身の（横紋筋）にびまん性の炎症を起こす疾患で、（近位）筋の（対称）性の筋力低下がみられる。多発性筋炎の症状に（ヘリオトロープ）疹や（ゴットロン）徴候などの皮膚症状を伴ったものを（皮膚筋炎）といい、（悪性腫瘍）の合併率が高い。

☐ **シェーグレン症候群**は（唾液腺）や（涙腺）の慢性炎症により、口腔内や眼の（乾燥）症状が主徴となる自己免疫疾患である。

☐ **ベーチェット病**は（再発・寛解）を繰り返す全身性の炎症性疾患であり、発症に性差はないが（男性）に症状が重篤な場合が多い。4つの主症状として、（口腔）内のアフタ性潰瘍、（結節性）紅斑、（ぶどう膜炎）などの眼症状、（外陰部）潰瘍がある。（自己抗体）は検出されないが、（HLA-B51）抗原陽性率が高い。

☐ **結節性多発動脈炎**は全身の（中小動脈）を侵す壊死性血管炎であり、（男性）に多い。

6 ▶ 膠原病 Q&A

Question	Answer

1 膠原病はリウマチ性の疾患である。

1 □ ○：リウマチ性疾患、結合組織疾患、自己免疫疾患という3つの側面を持つ。

2 膠原病の発症には免疫不全が関与する。

2 □ ×：自己免疫が関与する。

3 膠原病の肺病変では間質性肺炎が多い。

3 □ ○

4 関節リウマチは男性に多く発症する。

4 □ ×：女性に多い。

5 関節リウマチの関節変形はDIP関節に好発する。

5 □ ×：DIP関節には少ない。

6 関節リウマチは腰椎椎間関節に好発する。

6 □ ×：脊椎では頸椎環軸関節に多い。

7 関節リウマチは中足指節間関節に好発する。

7 □ ○

8 関節リウマチは夜間に関節のこわばりがみられる。

8 □ ×：夜間 → 朝

9 関節リウマチでは関節外症状はみられない。

9 □ ×：皮下結節、間質性肺炎などがある。

10 関節リウマチでは非対称性の手関節炎がみられる。

10 □ ×：非対称性 → 対称性

11 関節リウマチでは皮下結節がみられる。

11 □ ○：リウマトイド結節

12 関節リウマチではヘバーデン結節がみられる。

12 □ ×：ヘバーデン結節は指の変形性関節症。

13 関節リウマチではブシャール結節がみられる。

13 □ ×：ブシャール結節は指の変形性関節症。

14 関節リウマチの腎病変としてループス腎炎がある。

14 □ ×：関節リウマチ → SLE

15 関節リウマチの関節変形としてボタン穴変形がある。

15 □ ○

16 関節リウマチではリウマトイド因子が陽性になる。

16 □ ○

17 関節リウマチでは抗CCP抗体が陰性になる。

17 □ ×：陽性になる。

18 SLEのほとんどは若い女性に発症する。

18 □ ○

19 全身性エリテマトーデスでは高熱がみられる。

19 □ ○

20 全身性エリテマトーデスでは日光過敏症がみられる。

20 ☐ ○

21 全身性エリテマトーデスでは神経症状はみられない。

21 ☐ ×：痙攣や精神症状などがみられる。

22 全身性エリテマトーデスでは破壊性関節炎がみられる。

22 ☐ ×：SLEでは関節破壊はない。

23 全身性エリテマトーデスの特徴的な皮膚病変として蝶形紅斑がある。

23 ☐ ○

24 全身性エリテマトーデスでは白血球数の増加がみられる。

24 ☐ ×：汎血球減少がみられる。

25 全身性エリテマトーデスでは抗核抗体がほぼ100％陽性になる。

25 ☐ ○

26 抗核抗体は全身性エリテマトーデスに特異的な自己抗体である。

26 ☐ ×：特異的ではない。他の膠原病でも陽性になる。

27 強皮症の消化器症状では大腸病変の頻度が高い。

27 ☐ ×：食道病変の頻度が高い。

28 強皮症では嚥下障害がみられる。

28 ☐ ○

29 多発性筋炎ではヘリオトロープ疹がみられる。

29 ☐ ×：多発性筋炎 → 皮膚筋炎
多発性筋炎では皮膚症状はみられない。

30 皮膚筋炎は悪性腫瘍合併のリスクが高い。

30 ☐ ○

31 シェーグレン症候群では唾液分泌過多となる。

31 ☐ ×：唾液の分泌は低下する。

32 ベーチェット病では眼球突出がみられる。

32 ☐ ×：眼球突出はバセドウ病でみられる。

33 ベーチェット病の初発症状では、口腔内のアフタ性潰瘍が多い。

33 ☐ ○

34 ベーチェット病の主症状にぶどう膜炎がある。

34 ☐ ○

35 ベーチェット病では特異的な自己抗体が検出される。

35 ☐ ×：特異的な自己抗体は検出されない。

36 結節性多発動脈炎は女性に多い。

36 ☐ ×：男性に多い。

- □ （急性腎障害）（AKI）とは数時間から数日の間で急激に腎機能が低下する病態で、（腎血流）低下による腎前性と、（腎実質）の障害による腎性、尿路の（通過）障害による腎後性に分類される。

- □ （慢性腎臓病）（CKD）は何らかの腎障害が3ヶ月以上持続する病態で、腎機能の（回復）は期待されない（不可逆性）。初期には症状がみられることが（少ない）が、進行すると（尿毒症）の症状が出現する。

- □ **尿毒症**とは、腎機能が（高度）に低下した結果、生体内に老廃物が（蓄積）し、生体の（恒常性）が維持できなくなった状態である。水やNaの貯留により（浮腫）や肺水腫、（高血圧）などを生じ、不揮発性酸の蓄積により（代謝性アシドーシス）をきたして（高カリウム）血症となる。また、（ビタミンD）の活性化障害により（低カルシウム）血症となり、骨代謝障害をきたす。さらにエリスロポエチンの分泌低下により（貧血）となる。

- □ （急性糸球体腎炎）は急性に血尿や蛋白尿を呈する急性腎炎症候群で、多くは（先行感染）後に発症する。原因として（A群β溶血性連鎖球）菌が多い。顕微的（血尿）が必発で、（上眼瞼）に好発する浮腫や高血圧、軽度の（蛋白）尿、尿量の（減少）がみられる。検査ではBUNの（上昇）や、血清クレアチニン（Cr）の（上昇）、血清補体価の（低下）を認める。予後（良好）で、（自然治癒）することが多い。

- □ （慢性糸球体腎炎）はいくつかの病型を持つ慢性腎炎症候群で、（IgA腎症）が最も多い。

- □ **ネフローゼ症候群**は（糸球体）障害による大量の（蛋白）尿（3.5g/日以上）と、これに伴う（低蛋白）血症の他、（脂質異常）症、（浮腫）などを呈する症候群である。アルブミンの尿中への流出により（低アルブミン）血症となり、膠質浸透圧が（低下）するため浮腫が出現する。また、血清（コレステロール）の上昇がみられる。

- □ **急性膀胱炎**の多くは（大腸菌）を起因菌とした（上行）感染によるもので、（若い女性）に多い。（頻尿）、（排尿痛）、（尿混濁）（膀胱炎の3大症状）がみられるが、通常、（発熱）はない。

- □ **複雑性膀胱炎**は何らかの（基礎疾患）を有する疾患で、（基礎疾患）を治療しない限り再発・再燃を繰り返すことが多い。

- □ **腎盂腎炎**は主に（大腸菌）を起因菌とした（上行）感染により起こり、（若い女性）に多い。（高熱）や悪心・嘔吐がみられ、（肋骨脊柱角）（CVA）の叩打痛を認める。

- □ **前立腺肥大症**は（加齢）に伴い、前立腺の（内腺）部が肥大したもので、（頻尿）などの蓄尿症状や排尿開始の（遅れ）などの排尿症状（排尿困難）、（残尿）感などの排尿後症状がみられる。高度な肥大では慢性（尿閉）となる。

- □ **尿路結石症**は、結石の生じる部位により（上部）（腎・尿管）結石症と（下部）（膀胱・尿道）結石症に分類される。結石の種類では（カルシウム）結石が大部分を占める。結石が尿管の狭窄部位に詰まると（激痛）となり、尿管が傷害されると（血尿）を生じる。

▶腎・尿路疾患 Q&A

Question	Answer
1 腎血流の低下による急性腎障害を腎性急性腎障害という。	**1** ☐ ×：腎性 → 腎前性
2 慢性腎障害は適切な治療により回復することが多い。	**2** ☐ ×：腎機能は回復しない（不可逆性）。
3 慢性腎障害が進行すると尿毒症症状がみられる。	**3** ☐ ○
4 尿毒症では代謝性アルカローシスとなる。	**4** ☐ ×：不揮発酸の蓄積により代謝性アシドーシスとなる。
5 尿毒症では血清カリウムが低下する。	**5** ☐ ×：低下 → 増加
6 尿毒症では高カルシウム血症となる。	**6** ☐ ×：ビタミンD活性化障害により低Ca血症となる。
7 腎機能の低下により貧血がみられる。	**7** ☐ ○：エリスロポエチンの分泌が低下するため。
8 糸球体腎炎では低カリウム血症となる。	**8** ☐ ×：腎機能障害では高K血症となる。
9 急性糸球体腎炎はウイルス感染が原因となる。	**9** ☐ ×：溶連菌の感染が原因となる。
10 急性糸球体腎炎は多尿期から始まる。	**10** ☐ ×：無尿期から始まる。
11 急性糸球体腎炎では浮腫は下肢に好発する。	**11** ☐ ×：顔面、特に上眼瞼にみられる。
12 急性糸球体腎炎では血清補体価は上昇する。	**12** ☐ ×：上昇 → 低下
13 急性糸球体腎炎は慢性化することが多い。	**13** ☐ ×：自然治癒することが多い。
14 慢性糸球体腎炎ではIgA腎症が最も多い。	**14** ☐ ○
15 ネフローゼ症候群では尿タンパクが陽性となる。	**15** ☐ ○
16 ネフローゼ症候群では血清総蛋白は6.0 g/100 mL以上となる。	**16** ☐ ×：以上 → 以下 尿中への蛋白の流出により、低蛋白血症となる。
17 ネフローゼ症候群では血清コレステロールが低下する。	**17** ☐ ×：低下 → 増加

78

18 ネフローゼ症候群では血清クレアチニンが低下する。

18 □ ×：低下 → 増加

19 ネフローゼ症候群では血清アルブミンは増加する。

19 □ ×：増加 → 低下
低蛋白血症になる。

20 膀胱炎は男性に好発する。

20 □ ×：若い女性に多い。

21 膀胱炎では発熱、頻尿、尿混濁がみられる。

21 □ ×：発熱 → 排尿痛
発熱はみられない。

22 膀胱炎は溶連菌感染が原因となる。

22 □ ×：大腸菌の上行感染が原因として多い。

23 前立腺癌は複雑性膀胱炎のリスクとなる。

23 □ ○：基礎疾患を有する場合にみられる。

24 複雑性膀胱炎の起因菌では大腸菌が多い。

24 □ ×：起因菌はさまざまである。

25 複雑性膀胱炎では再発はみられない。

25 □ ×：基礎疾患を治療しない限り、再発することが多い。

26 急性腎盂腎炎の原因として大腸菌の上行感染によるものが多い。

26 □ ○

27 急性腎盂腎炎は中年の男性に好発する。

27 □ ×：若い女性に多い。

28 急性腎盂腎炎では発熱はみられない。

28 □ ×：発熱（高熱）がみられる。

29 急性腎盂腎炎では肋骨脊柱角の叩打痛がみられる。

29 □ ○：CVAの叩打痛

30 急性腎盂腎炎では膿尿がみられる。

30 □ ○：膿尿は尿路感染症でみられる。

31 前立腺肥大症は若い男性に好発する。

31 □ ×：加齢とともに発症頻度が増加する。

32 前立腺肥大症では乏尿がみられることが多い。

32 □ ×：頻尿や排尿困難がみられる。

33 前立腺肥大が高度になると尿閉となる。

33 □ ○

34 尿管結石では血尿を生じる。

34 □ ○

35 尿路結石ではビリルビン結石が最も多い。

35 □ ×：カルシウム結石が最も多い。

8 ▶神経疾患

- [ ] **脳血管障害**には、脳血管の狭窄や閉塞による（虚血）性疾患と脳血管の破綻による（出血）性疾患がある。前者には（一過性脳虚血発作）（TIA）や（脳梗塞）があり、後者には（脳内）出血や（くも膜下）出血がある。

- [ ] **脳梗塞**は虚血によりにより脳組織が（壊死）に至る疾患で、比較的大きな動脈の動脈硬化による（アテローム血栓性脳梗塞）と、小血管の閉塞による（ラクナ梗塞）、心臓に形成された血栓が原因となる（心原性脳塞栓症）に分類される。

- [ ] **アテローム血栓性脳梗塞**は、（睡眠）時など安静時に発症することが多く、症状は（階段）状、（進行）性で、（一過性脳虚血発作）（TIA）とよばれる前駆症状がみられる場合がある。

- [ ] **ラクナ梗塞**は（高血圧）を有する高齢者に好発し、症状は（軽い）ことが多い。

- [ ] **心原性脳塞栓症**は、（日中の活動）時に（突然）の片麻痺、構音障害、（失語）などの皮質症状、意識障害などで（急激）に発症し、突発的に症状が（完成）する。

- [ ] **脳動脈解離**は、交通事故や（運動）などで頸部に負荷が加わった際に（椎骨）動脈に好発する。突然の激しい（後頭部痛）で発症し、（脳梗塞）や（くも膜下出血）を引き起こすことがある。

- [ ] **パーキンソン病**は黒質の（ドパミン）神経の変性により（錐体外路）症状などの運動障害がみられる疾患で、4大症状として安静時（振戦）、（無動）、筋（固縮）、（姿勢反射）障害がある。（前傾）姿勢が特徴的で、すり足やすくみ足などの（歩行）障害もみられる。

- [ ] **筋萎縮性側索硬化症（ALS）**は、上位・下位（運動ニューロン）の変性により、全身の筋肉が（萎縮）する疾患で、一側上肢の遠位筋の（筋力低下）で初発する。腱反射（亢進）や（バビンスキー）徴候などの錐体路徴候や（嚥下）障害、（構音）障害、舌萎縮などの球麻痺症状がみられるが、（感覚）障害、（膀胱・直腸）障害、（眼球）運動障害はみられず、（褥瘡）も起こりにくい（4大陰性症状）。

- [ ] **多発性硬化症**は（中枢）神経系および（視）神経に多発性の炎症性（脱髄）病変が発生し（空間的多発）、（多彩）な神経症状が（再発）と（寛解）を繰り返す（時間的多発）疾患である。

- [ ] **重症筋無力症**は、（神経筋接合部）のアセチルコリン受容体に対し（自己抗体）が産生され、運動神経から筋への情報伝達が障害される疾患である。眼瞼（下垂）や複視で初発し、（胸腺）腫を伴うことが多い。症状には（日内）変動がみられ、午前中に（軽く）、午後に（悪化）する。

- [ ] **ギラン・バレー症候群**は急性の（末梢）神経障害（ニューロパチー）で、何らかの（先行感染）後に発症することが多く、1-3週間前に上気道感染や（下痢）の既往がある。下肢から上行する（弛緩）性麻痺（脱力）を特徴とし、多くは6ヶ月以内に（自然治癒）する。

- [ ] **進行性筋ジストロフィー**は骨格筋の（変性・壊死）と（筋力）低下を主体とする（遺伝）性疾患で、（デュシェンヌ）型が最も多く、（伴性劣性）遺伝の形式をとるため、原則（男児）のみが発症する。

8 ▶神経疾患 Q&A

Question	Answer
1 TIAは虚血性の脳血管障害である。	**1** ☐ ○：一過性脳虚血発作
2 ラクナ梗塞は比較的大きな脳動脈に発症する。	**2** ☐ ×：大きな → 小さな
3 アテローム血栓性脳梗塞は突然の頭痛で発症する。	**3** ☐ ×：アテローム性血栓性脳梗塞 → くも膜下出血
4 アテローム血栓性脳梗塞は日中の活動時に発症することが多い。	**4** ☐ ×：睡眠中〜起床時に発症することが多い。
5 アテローム血栓性脳梗塞では前駆症状としてTIAがみられることがある。	**5** ☐ ○
6 ラクナ梗塞では無症状のことも多い。	**6** ☐ ○
7 心原性脳塞栓症の症状は突発的に完成する。	**7** ☐ ○
8 脳動脈解離は内頸動脈に好発する。	**8** ☐ ×：内頸動脈 → 椎骨動脈
9 脳動脈解離では突然の激しい前頭部痛が生じる。	**9** ☐ ×：前頭部痛 → 後頭部痛
10 パーキンソン病ではドパミン過剰となる。	**10** ☐ ×：過剰 → 不足
11 パーキンソン病では錐体路徴候がみられる。	**11** ☐ ×：錐体路徴候 → 錐体外路症状
12 パーキンソン病の4大症状は、振戦、無動、固縮、自律神経障害である。	**12** ☐ ×：自律神経障害 → 姿勢反射障害
13 パーキンソン病の振戦は主に動作時にみられる。	**13** ☐ ×：動作時 → 安静時
14 パーキンソン病の歩行障害としてすくみ足がある。	**14** ☐ ○
15 パーキンソン病では後傾姿勢をとる。	**15** ☐ ×：後傾 → 前傾
16 パーキンソン病ではバビンスキー徴候が陽性となる。	**16** ☐ ×：バビンスキー徴候は錐体路障害で出現する。
17 筋萎縮性側索硬化症では感覚障害がみられる。	**17** ☐ ×：感覚障害はみられない（陰性四徴候）。
18 ALSは一側上肢の遠位筋の筋力低下で発症する。	**18** ☐ ○

19 ALSでは腱反射が低下する。	**19** ☐ ×：低下 → 亢進
20 ALSでは自律神経障害はみられない。	**20** ☐ ○：膀胱直腸障害がない （陰性四徴候）。
21 ALSでは褥瘡がみられることが多い。	**21** ☐ ×：褥瘡はみられないことが多い（陰性四徴候）。
22 ALSでは眼球運動が障害される。	**22** ☐ ×：障害されない（陰性四徴候）。
23 多発性硬化症では視神経炎が見られることが多い。	**23** ☐ ○：初発症状として多い。
24 多発性硬化症は末梢神経の炎症性脱髄疾患である。	**24** ☐ ×：末梢神経 → 中枢神経
25 重症筋無力症では肝脾腫を合併することが多い。	**25** ☐ ×：肝脾腫 → 胸腺腫
26 重症筋無力症では先行感染がみられる。	**26** ☐ ×：重症筋無力症 → ギラン・バレー症候群
27 重症筋無力症の初発症状は眼にみられることが多い。	**27** ☐ ○：眼瞼下垂、複視など。
28 重症筋無力症の症状は朝に重くなる。	**28** ☐ ×：朝に軽く、夕方に重くなる（日内変動）。
29 ギラン・バレー症候群はアセチルコリン受容体に対する自己抗体の産生が原因となる。	**29** ☐ ×：ギラン・バレー症候群 → 重症筋無力症
30 ギラン・バレー症候群では錐体路徴候がみられる。	**30** ☐ ×：末梢神経障害であり、錐体路（中枢神経）は障害されない。
31 ギラン・バレー症候群では強直性麻痺がみられる。	**31** ☐ ×：強直性 → 弛緩性
32 ギラン・バレー症候群は進行性に悪化し、予後不良となる。	**32** ☐ ×：自然治癒が多い。
33 進行性筋ジストロフィーは自己免疫疾患である。	**33** ☐ ×：遺伝性疾患である。
34 デュシェンヌ型筋ジストロフィーは常染色体優性遺伝する。	**34** ☐ ○：伴性劣性遺伝（性染色体に存在する遺伝子の異常による）
35 デュシェンヌ型筋ジストロフィーは女児に多く発症する。	**35** ☐ ×：女児 → 男児（伴性劣性遺伝のため）

9 ▶その他の疾患

- [ ] **猩紅熱**は（A群β溶血性レンサ球菌）（溶連菌）の主に（飛沫）感染による感染症で、（幼児・学童）に好発する。

- [ ] **猩紅熱**では咽頭炎や扁桃炎、全身性の（発疹）、口囲蒼白、（イチゴ）舌などがみられる。合併症として（急性糸球体腎炎）や（リウマチ熱）を発症することがある。

- [ ] **ジフテリア**はジフテリア菌（グラム陽性桿菌）の（飛沫）感染によって生じる上気道粘膜疾患で、咽頭炎症状の発症から24時間のうちに形成される灰白色の（偽膜）が特徴的で、咽頭から喉頭まで広がり、（気道閉塞）に至ることもある。

- [ ] **麻疹（はしか）**は麻疹ウイルスの（空気）（飛沫核）・飛沫・接触感染により、（生後6ヶ月以降の小児）に好発する。

- [ ] **麻疹（はしか）**は約10日の潜伏期を経て、カタル期 →（発疹）期 →（回復）期の順で進行する。カタル期には（上気道感染）症状（かぜ様症状）の他、頬粘膜に（コプリック斑）とよばれる特徴的な白斑がみられる。

- [ ] **風疹（三日麻疹）**は風疹ウイルスの（飛沫）感染により、（幼児・学童）に好発する。頸部リンパ節（腫脹）や発熱、顔面や体幹の発疹がみられるが、発疹は2〜3日で（消褪）する。

- [ ] **水痘（水疱瘡）**は（ヘルペス）ウイルスの一種である水痘帯状疱疹ウイルス（VZV）の（空気）感染による感染症で、（小児）に好発する。

- [ ] **水痘（水疱瘡）**では発熱とともに、体幹を中心に紅斑 →（水疱）→ 膿疱 → 痂皮（かさぶた）形成の各段階の発疹が混在してみられる。

- [ ] **帯状疱疹**はVZV感染後、ウイルスが（神経節）に潜伏し、宿主の抵抗力低下で発症する。

- [ ] **帯状疱疹**では（片）側の肋間神経や顔面神経、三叉神経の支配領域に沿う（神経痛様疼痛）や紅暈を伴う（小水疱）の帯状集簇がみられる。予後（良好）である。

- [ ] **後天性免疫不全症候群（AIDS）**は、（レトロ）ウイルス科の（ヒト免疫不全ウイルス）（HIV）の（性）・（血液）・（母子）感染によって起こる。

- [ ] **HIV**は（CD4陽性T）細胞に感染して徐々に死滅させるため、（免疫不全）を引き起こす。

- [ ] **HIV**感染後、数年〜数十年の（無症候）期を経て発熱、体重減少、下痢、（リンパ節）腫脹などの症状が出現し、（ニューモシスチス）肺炎、サイトメガロウイルス感染症、（カンジダ）症などの（日和見）感染や悪性（腫瘍）、HIV（脳症）を発症する。

- [ ] **マラリア**は（マラリア原虫）がハマダラ蚊の媒介により感染し、肝臓や（赤血球）内で増殖する輸入感染症で、発熱［（間欠）熱、（周期）熱］や貧血、脾腫がみられる。

9 ▶ その他の疾患 Q&A

Question	Answer

1 猩紅熱ではイチゴ舌がみられる。

1 ☐ ○

2 ジフテリアではコプリック斑がみられる。

2 ☐ ×：コプリック斑 → 偽膜
コプリック斑は麻疹でみられる。

3 麻疹では水疱疹が特徴的である。

3 ☐ ×：水疱疹は水痘や帯状疱疹などヘルペスウイルスの感染症でみられる。

4 後天性免疫不全症候群（AIDS）はレトロウイルスの感染によって起こる。

4 ☐ ○：HIV（レトロウイルスの一種）の感染によって起こる。

5 AIDSはHTLV-1の感染により発症する。

5 ☐ ×：HTLV-1 → HIV

6 HIVは飛沫感染する。

6 ☐ ×：血液・性・母子感染によって起こる。

7 HIVは唾液を介して感染する。

7 ☐ ×：唾液では感染しない。

8 HIVは異性間性交渉では感染しない。

8 ☐ ×：異性間でも性感染する。

9 HIVは母子感染しない。

9 ☐ ×：出産時の産道感染、母乳感染、胎内感染がある。

10 HIVはB細胞に感染し、その機能を低下させる。

10 ☐ ×：B細胞 → T細胞（CD4陽性）

11 AIDSはHIV感染後、数週間で発症することが多い。

11 ☐ ×：数年〜10年以上の無症候期がある。

12 AIDSではCD8陽性T細胞の数が著しく減少する。

12 ☐ ×：CD8 → CD4

13 AIDSが進行すると日和見感染を起こす。

13 ☐ ○

14 AIDSでは悪性腫瘍合併のリスクが高い。

14 ☐ ○

15 新生児がAIDSを発症すると、予後不良のことが多い。

15 ☐ ○

16 マラリアでは弛張熱がみられる。

16 ☐ ×：弛張熱 → 間欠熱、周期熱

柔整国試 でるポとでる問

PART 4　外科学

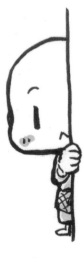

くろおびくん

1 ▶損傷

☐ 損傷は一般に機械的外力や（気圧）による（機械的損傷）と熱・紫外線・放射線・電気などによる（非機械的損傷）に大別される。

☐ 皮膚・粘膜や内臓が外力などによって損傷した状態を（創傷）という。（創）は皮膚の連続性が失われた（開放性損傷）を、（傷）は皮膚の連続性が保たれた（非開放性損傷）を指す。

☐ 発生機序による創傷の分類

（切創）	鋭器（ナイフなど）による開放性損傷
（刺創）	刃物や釘などによる刺された開放性損傷
（割創）	重量のある鈍器による開放性損傷
（擦過傷）	摩擦などによる皮膚の損傷
（挫創）	鈍器による圧力によって生じる開放性損傷
（挫傷）	鈍器による圧力によって生じる非開放性損傷

☐ 創傷治癒を遅延させる局所的な要因に（感染）・（異物）・（壊死組織）・（死腔）・（虚血）などがある。また、全身的な要因に（低栄養）・（貧血）・（糖尿病）・（亜鉛などの微量元素欠乏症）・（抗炎症薬）などがある。

☐ 創傷は（湿潤環境）を保つことで治癒が早期化する。

☐ 創面を切除し創傷治癒を遅延させる壊死組織を除去して創を清浄化することを（デブリドマン）という。

☐ バイタルサインとは（生命の徴候）のことで一般に（心拍数）、（血圧）、（体温）、（呼吸）を指す。

☐ 皮膚の損傷が表皮までにとどまっているものを（びらん）、皮膚の損傷が真皮以下の組織まで達しているものを（潰瘍）という。

☐ 頚部外傷（むち打ち損傷）は衝突時のスピードが（16km/h）以上で発生し（頭痛）・（項部痛）・（頸部運動制限）を三主徴とする。

☐ 胸部外傷は交通事故の（ハンドル）外傷で見られることが多い。

☐ 腹部外傷は（鈍）的損傷が85％、うち75％は（交通事故）による。

☐ 熱傷の受傷面積は成人では（9の法則）、小児では（5の法則）によって概算する。

☐ 主に、熱傷の重傷度は（受傷面積）と（熱傷深度）によって決まる。

☐ 一般に、低温熱傷では熱傷深度が（深く）、（難治性）となる。

1 ▶損傷 Q&A

| Question | Answer |

1 電気による損傷は機械的損傷である。

1 □ ×：非機械的損傷

2 減圧による損傷は機械的損傷である。

2 □ ○

3 高熱による損傷は機械的損傷である。

3 □ ×：非機械的損傷

4 重量のある鈍器による開放性損傷を切創という。

4 □ ×：切創 → 割創

5 摩擦などによる皮膚の損傷を擦過傷という。

5 □ ○

6 鈍器による圧力によって生じる非開放性損傷を挫傷という。

6 □ ○

7 挫滅創は切創に比べて感染しにくい。

7 □ ×：感染しやすい。

8 開放創は大量の生理食塩水で洗浄する。

8 □ ○

9 開放創は消毒薬で洗浄する。

9 □ ×：治癒を遅延させるため創面には塗布しない。

10 受傷後早期にはデブリドマンを行わない。

10 □ ×：受傷後早期に行う。

11 挫滅組織の切除をデブリドマンという。

11 □ ○

12 デブリドマンの目的は創の止血である。

12 □ ×：挫滅組織の切除が目的

13 汚染後6時間を超えた未処置の開放創は感染症の合併リスクが高い。

13 □ ○

14 低蛋白血症や糖尿病では創傷治癒は遅延する。

14 □ ○

15 皮膚の損傷が真皮以下の組織まで達しているものをびらんという。

15 □ ×：びらん → 潰瘍

16 体の内外や管腔臓器間の管状の欠損を瘻孔という。

16 □ ○：痔瘻や先天性耳瘻孔がこれにあたる。

17 熱傷の受傷面積は成人では5の法則によって概算する。

17 □ ×：5の法則 → 9の法則

18 一般に低温熱傷では熱傷深度が浅くなる。

18 □ ×：深くなる。

2 ▶ 炎症・外科感染症と消毒・滅菌

☐ 感染によって引き起こされたSIRS（全身性炎症反応症候群）を（敗血症）という。
※SIRSとは様々な侵襲により生体内でサイトカインが過剰になっている状況

☐ 丹毒とは主に（溶血性連鎖球菌）によって生じる皮膚・粘膜表層の（急性漿液性炎）である。

☐ 毛嚢炎は主に（ブドウ球菌）によって生じる毛嚢に限局した（急性化膿性炎）である。（麦粒腫）はこの例である。※毛嚢＝毛穴

☐ 毛嚢などへの細菌感染によっておこる周辺の皮下組織にまで及ぶ急性化膿性炎を（癤）といい、主に（ブドウ球菌）によって生じる。顔面に発症した癤を（面疔）という。癤が進行し隣接する複数の毛嚢が感染したものを（癰）といい、癤より重篤である。

☐ 限局された組織間隙に膿が貯留した状態を（膿瘍）といい、（波動）を触れる。治療は（切開排膿）で、しばしば抗生剤を併用する。

☐ （蜂窩織炎）は（疎性結合組織）中を広がる（びまん性急性化膿性炎）であり、膿瘍とは異なり（波動）を触れない。主に（ブドウ球菌）や（連鎖球菌）によって生じる。治療は（化学療法）が中心となる。

☐ 指趾末端の化膿性炎を（ひょう疽）という。

☐ ガス壊疽は（ガス）を発生する細菌の感染症の総称で、感染局所の皮膚は（黒紫）色に変色し、激しい（疼痛）を伴い、患部の触診により（握雪感）や（捻髪音）を生じる。（ウェルシュ菌）によるものが多い。

☐ 破傷風は（嫌気性菌）である破傷風菌が原因でおこり、（開口障害）や（痙笑）に次いで全身の（強直性けいれん）や（弓なり反射）がみられる感染症である。

☐ （消毒）とは（病原微生物）を減少させ、生体への感染を減らすことである。

☐ （滅菌）とは（微生物）を完全に除去することである。

☐ 主な消毒薬と特徴

消毒薬	一般細菌	結核菌	真菌	ウイルス	肝炎Vir.	芽胞
グルタラール	○	○	○	○	○	○
次亜塩素酸ナトリウム	○	○	○	○	○	△
ポビドンヨード	○	○	○	○	○	×
エタノール	○	○	○	○	○	×
塩化ベンザルコニウム	○	×	△	△	×	×

※消毒薬中で増殖する微生物も存在するので注意！

2 ▶炎症・外科感染症と消毒・滅菌 Q&A

Question	Answer
1 丹毒は緑膿菌によって生じる場合が多い。	**1** ☐ ×：緑膿菌 → 溶血性連鎖球菌
2 毛嚢炎はブドウ球菌による場合がほとんどである。	**2** ☐ ○
3 顔面に発症した癤を面疔という。	**3** ☐ ○
4 ガス壊疽は梅毒トレポネーマによっておこる。	**4** ☐ ×：ガス壊疽菌（嫌気性）
5 ガス壊疽の感染部は暗赤色〜黒紫色となる。	**5** ☐ ○
6 ガス壊疽では疼痛が欠如する。	**6** ☐ ×：腫脹と疼痛が激しい。
7 蜂窩織炎は腐敗菌や結核菌の感染によっておこる。	**7** ☐ ×：ブドウ球菌や連鎖球菌
8 蜂窩織炎では発赤を伴わない腫脹がみられる。	**8** ☐ ×：発赤、熱感、疼痛を伴う腫脹がみられる。
9 蜂窩織炎は皮下の疎性結合組織中をびまん性に広がる。	**9** ☐ ○
10 蜂窩織炎では早期に切開を行う。	**10** ☐ ×：切開しても排膿はほとんどない。
11 毛嚢炎の原因菌は主に梅毒トレポネーマである。	**11** ☐ ×：梅毒トレポネーマ → 黄色ブドウ球菌
12 丹毒の原因菌はA群溶連菌である。	**12** ☐ ○
13 ガス壊疽の原因菌はウェルシュ菌である。	**13** ☐ ○
14 破傷風の原因菌は緑膿菌である。	**14** ☐ ×：緑膿菌 → 破傷風菌
15 結核菌は嫌気性菌である。	**15** ☐ ×：嫌気性菌 → 好気性菌
16 犬猫咬傷では一次縫合を行う。	**16** ☐ ×：感染の危険性が高いので原則、開放創で管理する。
17 滅菌とは病原微生物を減少させ、生体への感染を減らすことである。	**17** ☐ ×：滅菌 → 消毒
18 ポビドンヨードには滅菌効果がある。	**18** ☐ ×
19 消毒薬中で微生物が増殖することはない。	**19** ☐ ×：消毒薬中で増殖する微生物も存在する。

3 ▶腫瘍

□ 腫瘍とは生体に由来する細胞が（無目的）・（自律性）に過剰増殖した状態である。

□ 腫瘍は発育速度や発育形式などにより（良性腫瘍）と（悪性腫瘍）に分けられる。

□ 腫瘍は発生細胞により（上皮性腫瘍）、（非上皮腫瘍）と両者が混在する（混合性腫瘍）に大別される。

□ 上皮性の悪性腫瘍を（癌腫）、非上皮性の悪性腫瘍を（肉腫）という。

□ 腫瘍の分類

	良性	悪性
上皮性	（乳頭腫）、（腺腫）	（扁平上皮癌）、（腺癌）、（移行上皮癌）
非上皮性	（線維腫）、（血管腫）、（脂肪腫）、（筋腫）（骨腫）、（神経線維腫）、（神経鞘腫）	（線維肉腫）、（脂肪肉腫）、（筋肉腫）（骨肉腫）、（軟骨肉腫）

□ 癌腫と肉腫の特徴

癌腫	肉腫
（中高年）に好発	（若年者）に好発
（リンパ行）性転移が多い	（血行）性転移が多い
成長が（速い）	成長が（より速い）
（外）・（内）胚葉由来	（中）胚葉由来

□ 腫瘍細胞が（原発巣）から離れて他の部位に達し、そこで新たに増殖、発育することを（転移）という。

□ 転移の分類には（リンパ行性）転移、（血行性）転移、（播種性）転移などがある。

□ リンパ行性転移は（癌腫）で多くみられる。

□ 胃癌のリンパ行性転移では（鎖骨上窩リンパ節）に遠隔転移する。このリンパ節をウィルヒョウのリンパ節という。

□ 血行性転移では腫瘍細胞が血管を侵し、（血流）によって運ばれ、定着し、転移巣を形成する。（癌腫）、（肉腫）どちらにもみられる。

□ 消化管系の胃癌、大腸癌など門脈領域の悪性腫瘍は（肝臓）に血行性転移しやすい。

□ 腫瘍細胞が胸腔や腹腔など体腔を経て（胸膜）や（腹膜）に転移する。これを（播種性転移）という。

□ （肺癌）が胸膜に（胃癌）が腹膜に、それぞれ播種性転移すると、（癌性胸膜炎）や（癌性腹膜炎）を呈する。

□ 胃癌などが、女性では腹腔内の一番底部の（ダグラス窩）（直腸子宮窩）に、男性では膀胱直腸窩腹膜に（播種性）転移した場合を（シュニッツラー転移）とよぶ。

□ （胃癌）（印環細胞癌など）などが両側の（卵巣）に転移した腫瘍を（クルケンベルグ腫瘍）とよぶ。

□ 腫瘍の局所的影響では（圧迫）、（管腔閉塞）、組織破壊、（出血）、感染、疼痛などがある。

□ 骨組織への浸潤による破壊では（病的骨折）を起こすことがある。肺癌や（前立腺）癌で多い。

□ 腫瘍の全身への影響は（悪液質）、（全身貧血）、全身消耗、感染、（発熱）、（内分泌異常）などがある。

□ 悪性腫瘍の国際的な進展の指標として（TNM分類）があり、Tは（原発腫瘍の大きさ）、Nは（所属リンパ節転移の有無）、Mは（遠隔臓器転移の有無）を示す。これらの3因子から（病期）が決められる。

□ 癌の診断に（腫瘍マーカー）が応用されており、以下の表に代表的なものを示す。

α-フェトプロテイン（AFP）	（肝細胞癌）
癌胎児抗原（CEA）	（大腸癌など消化器の癌）
CA19・9	（膵臓癌）
PSA	（前立腺癌）

□ CT検査は（肝臓）、（肺）、（腎臓）、（脳）などの実質臓器の病変の描出に適する。

□ MRIは（磁気共鳴画像検査）は水素の原子核の磁気共鳴現象を利用する検査で（脳・脊髄疾患）や（肝疾患）に有効性が高い。※乳腺、膵臓、胆道疾患などにも利用される！

□ PET（陽電子放射断層撮影）は正常細胞と比べがん細胞が（ブドウ糖）を取り込みやすい性質を利用した検査法である。※従来、発見が困難であった小さな癌も発見できる！

□ 内視鏡検査は（咽頭）、（食道）、（胃）、（十二指腸）、（直腸）、（結腸）の検査に適している。

□ 細胞診は細胞を観察し良悪性と悪性度の評価を行う検査で、（パパニコロウ分類）により（5）段階に分類される。（喀痰）、尿、（胸水）、腹水などの（体腔内液）を対象とする。

□ （生検）は組織片を検体として組織学的診断を行うもので、細胞診に比べ診断精度が（高）い。

□ 良性腫瘍では（境界明瞭）で（転移）などもないので（摘出術）が（根治的）な治療法となる。

□ 発育の遅い良性腫瘍は（経過観察）する場合もあるが、悪性腫瘍は（手術）に（放射線療法）、（化学療法）、（免疫療法）などを組み合わせた（集学的治療）を行うのが一般的である。

□ 悪性腫瘍の治療成績では（5年生存率）を使用するのが一般的である。
※乳癌では10年生存率 !!

3 ▶ 腫瘍 Q&A

Question	Answer
1 細胞が自律性増殖を獲得したものが腫瘍である。	**1** □ ○
2 上皮性の悪性腫瘍を肉腫という。	**2** □ ×:癌腫
3 癌腫は若年者に好発する。	**3** □ ×:中高年に好発
4 癌腫ではリンパ行性転移が多い。	**4** □ ○
5 肉腫の予後は癌腫に比べて良好である。	**5** □ ×:予後不良
6 PSAは膵臓癌の腫瘍マーカーである。	**6** □ ×:前立腺癌
7 α‐フェトプロテインは肝細胞癌の腫瘍マーカーである。	**7** □ ○
8 TNM分類のTは所属リンパ節転移の有無を示す。	**8** □ ×:原発腫瘍の大きさ
9 TNM分類のMは遠隔転移の有無を示す。	**9** □ ○
10 年齢や病悩期間は悪性腫瘍のステージを決める因子である。	**10** □ ×:腫瘍の大きさ、リンパ節転移、遠隔転移の3つで病期が決まる。
11 超音波検査は肺腫瘍の診断に適応される。	**11** □ ×:超音波検査は肝臓などの実質性臓器などに適する。
12 コンピュータ断層撮影（CT）は脳腫瘍診断に適応される。	**12** □ ○
13 内視鏡検査は消化管腫瘍診断に適応される。	**13** □ ○
14 PET（陽電子放射断層撮影）によって、発見が困難であった小さな癌も発見可能になった。	**14** □ ○
15 CT検査は磁気共鳴現象を利用する検査である。	**15** □ ×:MRI検査
16 生検は細胞診に比べ診断精度が低い。	**16** □ ×:高い
17 細胞診のパパニコロウ分類は3段階に分類される。	**17** □ ×:5段階
18 悪性腫瘍の治療成績では5年生存率を使用する。	**18** □ ○
19 発育の遅い良性腫瘍は経過観察する場合もある。	**19** □ ○

4 ▶ ショック

- [ ] ショックとは急激な全身性の（循環障害）によって（重要臓器）の機能維持が困難になった状態で、放置すると（致死的）である。

- [ ] ショックの一般症状として（血圧低下）、（頻脈）、（顔面蒼白）、（四肢冷感）、（呼吸不全）、（冷汗）、（乏尿・無尿）、（意識障害）などがあげられる。

- [ ] ショックは発生機序により（循環血液量減少性ショック）、（血液分布異常性ショック）、（心原性ショック）、（閉塞性ショック）に分類される。

循環血液量減少性ショック	（出血）、（脱水）、（熱傷）など	
血液分布異常性ショック	敗血症性ショック	（細菌毒素）による血管拡張 （warm shock）→（cold shock）
	神経原性ショック	（自律神経反射）の異常による血管拡張 （脊髄損傷）、（疼痛）、（麻酔）など
	アナフィラキシーショック	（Ⅰ型アレルギー）による血管拡張
心原性ショック	（心臓機能）の低下 （心筋梗塞）、（心筋炎）など	
閉塞性ショック	大血管の閉塞により血液が心臓に戻らないもの （心タンポナーデ）、（緊張性気胸）など	

- [ ] 出血性ショックでは血中（カテコールアミン）が増加する。

- [ ] 心原性ショックでは中心静脈圧が（上昇）する。
  ※心拍出量低下により静脈がうっ血するため！

- [ ] エンドトキシンショックは（グラム陰性桿菌）の感染で生じる。
  ※エンドトキシンは細胞壁に存在！

- [ ] 神経原性ショックでは末梢血管が（拡張）する。

- [ ] ショックの治療は緊急性が高く（早期発見）と（輸液、輸血）、（薬物投与）などの適切な治療が必要となる。

- [ ] 心タンポナーデは心損傷により（心膜腔）に液体が溜まった状態で、心臓の動きが制限され十分な拍出量がえられないため（頻）脈になる。

- [ ] 心タンポナーデに対しては（心嚢穿刺）、緊張性気胸に対しては（胸腔穿刺）を行う。

- [ ] ショックは最終病態として（心臓）や（脳）などの複数の重要臓器が同時に機能不全に陥る（多臓器不全）をきたす。

4 ▶ ショック Q&A

Question	Answer
1 ショックでは一般的に顔面紅潮や乏尿などの症状が見られる。	**1** ☐ ×：顔面紅潮 → 顔面蒼白
2 ショックの一般的症状として血圧低下や徐脈があげられる。	**2** ☐ ×：徐脈 → 頻脈
3 熱傷では循環血液量減少性ショックとなる。	**3** ☐ ○
4 エンドトキシンは敗血症性ショックをひきおこす。	**4** ☐ ○
5 急性心筋梗塞では循環血液量減少性ショックとなる。	**5** ☐ ×：循環血液量減少性ショック → 心原性ショック
6 アナフィラキシーは血液分布異常性ショックの原因となる。	**6** ☐ ○
7 アナフィラキシーショックでは血管透過性の低下がみられる。	**7** ☐ ×：低下 → 亢進
8 心原性ショックでは中心静脈圧低下がみられる。	**8** ☐ ×：心機能低下によりうっ血が生じ中心静脈圧上昇となる。
9 出血性ショックでは血中カテコールアミンの増加がみられる。	**9** ☐ ○
10 アナフィラキシーショックはＩ型アレルギーである。	**10** ☐ ○
11 心タンポナーデは閉塞性ショックの原因となる。	**11** ☐ ○
12 神経原性ショックでは末梢血管は収縮する。	**12** ☐ ×：拡張する。
13 脱水は血液分布異常性ショックの原因となる。	**13** ☐ ×：脱水は循環血液量減少性ショックの原因となる。
14 心タンポナーデに対しては胸腔穿刺を行う。	**14** ☐ ×：心タンポナーデに対しては心囊穿刺を行う。
15 ショックの治療は緊急性が低い。	**15** ☐ ×：高い
16 ショックを起こした患者の体位としては下肢挙上が望ましい。	**16** ☐ ○

5 ▶出血と止血・輸血と輸液

出血血管による分類

- [ ] 出血の生じている血管によって（鮮紅）色で（拍動）性の（動脈性）出血、（暗赤）色で（非拍動）性の（静脈性）出血、にじみ出る様な（毛細血管性）出血、実質臓器からの出血で緊急の外科的止血が必要な（実質性）出血に分けられる。

外出血各論

- [ ] 血液が体外に流出する出血が（外出血）であり（鼻出血）、（喀血）、（吐血）、（下血）などがこれにあたる。

- [ ] 開放性出血は（圧迫）止血を第一に考える。

- [ ] 鼻出血の好発部位は鼻中隔（前下方）の（キーゼルバッハ部位）である。

- [ ] 大量出血がコントロールできない難治性鼻出血では（ベロックのタンポン法）が用いられる。

- [ ] 気管、気管支、肺などの（呼吸器）からの出血を吐き出すものを（喀血）という。

- [ ] 上部消化管出血による出血性嘔吐を（吐血）、消化管出血の肛門からの排泄を（下血）という。

- [ ] 上部消化管出血による下血の場合は、（タール）便となる。

- [ ] （血尿）は腎・尿路のなんらかの病態により出血し、尿中に赤血球が混入した状態である。

内出血各論

- [ ] 体腔や臓器内の出血が（内出血）で（皮下出血）や（血胸）はこれにあたる。

止血法

- [ ] 止血法には（一時的止血法）と（永久的止血法）がある。

- [ ] 一時的止血法には出血部をガーゼなどで直接圧迫し止血する（直接圧迫法）や出血部位へ流入する血管を（中枢）側で圧迫する（血管圧迫法）などがある。
  ※静脈性なら（末梢）側を圧迫する。

- [ ] 永久的止血法には糸や止血鉗子による（結紮止血）、（縫合による止血）、電気メスなどによる（焼灼による止血）、（局所止血剤による止血）がある。

- [ ] （焼灼止血）法（電気凝固法）は毛細血管や直径1～2mm程度の血管あるいは実質臓器などの剥離面からの出血に適応となり、電気メスなどを用いる。

- [ ] （結紮）止血法は出血している血管を直接に非吸収性縫合糸で縛る方法で、最も確実な止血法である。

□ （縫合）止血法は出血している血管を露出させることが困難で、凝固止血が効かない実質臓器や筋肉などの脆弱な組織深部からの出血に対して丸針にて縫合する方法である。

□ 結紮や通常の止血方法で無効あるいは困難な場合には補助的手段として（局所止血剤）（コラーゲン製材、ゼラチン吸収性スポンジ、フィブリン接着剤、酸化セルロースなど）を出血部位に貼付または散布する。

□ （経カテーテル動脈塞栓術）は外科的アプローチが容易でない出血に対して、経カテーテル的に出血している動脈に塞栓物質を詰めて止血する方法である。

輸血

□ 輸血には血液の全成分を輸血する（全血輸血）と赤血球や血小板などの各血液成分を補充する（成分輸血）に分かれる。

□ 全血輸血では採血後（72時間以内）のものを（新鮮血）、採血後（72時間〜21日）以内のものを（保存血）とする。

□ 輸血の副作用として（不適合輸血）、（感染）、（輸血後移植片対宿主病）、（塞栓・血栓）、急速・大量輸血による循環負荷の増大に伴う（心不全）などがあげられる。

□ 輸血後移植片対宿主病は輸血される血液の（リンパ球）が原因で生じるが、予防のため（放射線照射）を行う。

□ 輸血の可能性がある患者に対しては（血液型検査）や（交叉適合試験）などを行う。

□ 交叉適合試験とは（輸血製剤）と（患者血液）の間の抗原抗体反応の有無を調べる方法である。輸血製剤の血球と患者血清の反応をみる（主試験）と患者血球と輸血製剤の血清の反応をみる（副試験）がある。

輸液

□ 輸液には（恒常性）維持のために水や（電解質）を補充する（維持輸液）、平衡状態がくずれた場合の喪失分の補充を行う（補充輸液）、栄養分の補給を目的とする（栄養輸液）などがある。

□ 輸液は（水分・電解質バランス）や（膠質浸透圧）の是正および維持、（酸塩基平衡異常）の調整、（栄養成分・血液成分）の補給を目的とする。

□ 静脈栄養法には四肢静脈を介するカテーテルによる（末梢静脈栄養法）と高カロリー輸液が可能な（中心静脈栄養法）がある。

□ 中心静脈栄養法（＝高カロリー輸液法）は高濃度の（糖質）、（アミノ酸）、（電解質）、（ビタミン）、（ミネラル）などを持続的に投与できる栄養法である。

□ 中心静脈栄養法（＝高カロリー輸液法）はカテーテル挿入に習熟を要しカテーテル挿入時に（気胸）や（血胸）をおこす場合や、カテーテルからの（感染）を生じる場合がある。
※血胸：胸腔内に血液が貯留した状態

5 ▶出血と止血・輸血と輸液 Q&A

Question	Answer
1 内出血の1つに吐血がある。	**1** ☐ ×：吐血は外出血
2 外出血の1つに血胸がある。	**2** ☐ ×：血胸は内出血
3 結核、肺癌、腎損傷では喀血をきたす。	**3** ☐ ×：肺、気道からの出血が喀血で、腎損傷では血尿となる。
4 静脈性出血では中枢側を圧迫し止血する。	**4** ☐ ×：末梢側
5 鼻出血に対する止血法としてベロックのタンポン法を用いる。	**5** ☐ ○
6 喀血の対処法として気管支動脈カテーテル塞栓術が用いられる。	**6** ☐ ○
7 出血性胃潰瘍の対処法として内視鏡的止血術が用いられる。	**7** ☐ ○
8 電気凝固法は大血管の出血に適応する。	**8** ☐ ×：細い血管などに適応
9 指圧法では動脈の末梢側を圧迫し止血する。	**9** ☐ ×：中枢側
10 食道静脈瘤破裂の止血にはブレークモアのチューブが適応となる。	**10** ☐ ○
11 動脈性出血では緊急止血操作が必要である。	**11** ☐ ○
12 毛細血管性出血の止血操作には緊縛法が適している。	**12** ☐ ×：止血操作不要な場合が多い。
13 輸血の副作用としてクエン酸中毒、感染や高脂血症などがみられる。	**13** ☐ ×：高脂血症はみられない。
14 輸血で肝炎などの感染症がおこることがある。	**14** ☐ ○
15 輸血において血液型が同じであれば交差適合試験は必要がない。	**15** ☐ ×：血清中に種々の不規則抗体が存在するので必ず行う。
16 保存血とは採血後96時間から21日までのものをいう。	**16** ☐ ×：72時間以降21日まで
17 血管内留置カテーテルは敗血症の原因となる。	**17** ☐ ○

6 ▶手術・移植

手術

- [ ] 手術は手術時期から緊急性の高い（救急手術）、時間に若干の余裕がある（早期手術）、術前の準備を充分に行える（晩期手術（待期手術））に分類される。

- [ ] 手術は手術侵襲が大きく生命の危険がある（開腹術）などの大手術と、生命に危険が少ない（膿瘍切開術）などの小手術に分類される。

- [ ] 手術は疾患の根本的な治癒が期待できる（根治的手術）と、根本的な治癒が難しい場合の症状の緩和を目的に行う（姑息的手術）に分類される。

- [ ] 皮膚に切開を加える場合（ランゲル皮膚割線）に（平行）に切開すると瘢痕が目立たない。

- [ ] （胸骨正中切開）はもっとも標準的な心臓到達法である。

- [ ] （胸部後側方切開）は肺癌などの肺切除に適応される。

- [ ] 腹部正中切開は臍の上か下で（上腹部切開）・（下腹部切開）、臍をまたぐ場合は（中腹部正中切開）という。

- [ ] 胃癌では（上腹部正中切開）を行う。

- [ ] 肋骨弓切開は右側では（胆嚢）や（肝臓）、左側では（脾臓）の手術に適応される。

- [ ] 縫合糸は性質から（吸収性）と（非吸収性）、（合成）と（天然）、（単一糸）と（編み込み）に分類される。

- [ ] 絹糸は（非吸収性）で（天然）の（編み糸）である。

- [ ] ナイロン糸は（非吸収性）で（合成）の縫合糸である。

- [ ] 組織反応は天然糸に比べ合成糸の方が（少ない）。

- [ ] 抜糸時期は成人では（約1週間）であるが、縫合部位によって異なり（頭頸部）では早めに抜糸し、緊張が（高い）部位では遅らせる。

- [ ] 縫合部の感染が疑われる場合は（直ち）に抜糸する。

- [ ] 緩みにくい順に（外科結び）、（男結び）、（女結び）などの結紮法がある。

- [ ] 血管縫合では（外翻縫合）、消化管縫合では（内翻縫合）を行う。

移植

- ☐ 移植される臓器、組織を（移植片）、臓器提供者を（ドナー）、臓器の受容者を（レシピエント）という。
- ☐ 臓器移植の成功のためには（主要組織適合抗原）が一致することが望ましい。
- ☐ 拒絶反応を抑えるために（免疫抑制剤）の投与が行われるが（易感染性）や（二次発癌）などの副作用がおこる可能性がある。
- ☐ ドナーとレシピエントの関係による移植の分類

（自家移植）	同一個体内の移植、拒絶反応は生じない、皮膚移植や骨片移植など
（同系移植）	一卵性双生児間の移植、拒絶反応は生じない
（同種移植）	ヒト‐ヒト間の通常の移植
（異種移植）	ヒヒ‐ヒト間などの種が異なる個体間での移植

- ☐ 自己移植とは同じ（生体内）での移植で、（拒絶反応）がなく完全に（生着）できる。
- ☐ 同種移植とは同じ（種族）間での移植で、同系移植・異系移植がある。同系移植は（一卵性双生児）間での移植で（拒絶反応）はない。異系移植は遺伝的に異なる間の移植で、（拒絶反応）がおこりうる。
- ☐ 異種移植は種の（異なる）動物間での移植で（拒絶反応）がおこり、ほとんど（生着）しない。
- ☐ （GVHD）［移植片対宿主病］とは移植された臓器に含まれる（リンパ球）が宿主を攻撃する反応で、（骨髄移植）などでみられる。
- ☐ 我が国では（心臓）、（肺）、（肝臓）、（小腸）、（腎臓）、（膵臓）、（眼球）の移植が可能である。
- ☐ 移植臓器の保存可能な時間は、肝臓（20〜24）時間、腎臓（48〜72）時間、心臓・肺（4〜5）時間である。※臓器によって保存可能時間が異なる。
- ☐ 2009年の改正臓器移植法によって（15歳未満の者）からも家族の承諾があれば臓器提供が可能になった。

MEMO

6 ▶手術・移植 Q&A

Question	Answer
1 開腹術は手術侵襲が大きく生命の危険がある大手術に分類される。	**1** □ ○
2 疾患の根本的な治癒が期待できる手術を姑息的手術という。	**2** □ ×：根治的手術
3 胸骨正中切開はもっとも標準的な心臓到達法である。	**3** □ ○
4 皮膚に切開を加える場合ランゲル皮膚割線に直角に切開すると瘢痕が目立たない。	**4** □ ×：平行
5 絹糸は吸収性で天然の編み糸である。	**5** □ ×：非吸収性
6 組織反応は天然糸に比べ合成糸の方が少ない。	**6** □ ○
7 一般に抜糸の時期は成人で約3週間である。	**7** □ ×：1週間
8 縫合部位により抜糸時期が異なる。	**8** □ ○
9 縫合部の感染が疑われる場合は直ちに抜糸する。	**9** □ ○
10 縫合法では男結びの方が女結びより緩みやすい。	**10** □ ×：緩みにくい。
11 消化管縫合では外翻縫合を行う。	**11** □ ×：内翻縫合
12 同一個体内の移植を同系移植という。	**12** □ ×：自家移植
13 異なる人種間の移植を異種移植という。	**13** □ ×：種の異なる個体間の移植
14 主要組織適合抗原が不一致の場合は拒絶反応がおこりやすい。	**14** □ ○
15 我が国では肺、腎、脳、心などの移植が可能である。	**15** □ ×：脳移植は行われない。
16 副腎は移植臓器として使用される。	**16** □ ×：使用されない。
17 我が国では現在15歳未満の臓器提供はできない。	**17** □ ×：提供可能である。
18 移植臓器の保存可能時間は臓器によって異なる。	**18** □ ○
19 免疫抑制剤の主な副作用として易感染性や二次発癌などがあげられる。	**19** □ ○

7 ▶麻酔

☐ 麻酔の目的は、患者の安全のために、（鎮痛）や（鎮静）を行い苦痛 を除去し、また術中の（呼吸）・（循環）状態などの（全身管理）を行うことである。

全身麻酔

☐ 全身麻酔法には麻酔薬の投与経路により、（吸入）麻酔と（静脈）麻酔に分けられる。

☐ 笑気は無色、無臭の（ガス）で、調節性の良さ、気道刺激性がないなどの利点により多く使用されるが、笑気のみでの麻酔は（困難）であり、他の麻酔薬との併用 が必要となる。

☐ 揮発性吸入麻酔薬として（セボフルラン）や（イソフルラン）が多く使われる。

☐ 静脈麻酔は（バルビツレート）などを（静脈内）に注入して行う麻酔法で、吸入麻酔による全身麻酔時の（気道確保）や（気道挿管）を行う際にも行われる。

☐ 筋弛緩薬は（手術部位の筋の反射抑制）と（気管挿管時の筋弛緩）などを目的に投与する。

☐ （ニューロレプト）麻酔は神経遮断薬と鎮痛薬を静脈内投与し、周囲への無関心な（鎮痛状態）にする麻酔法である。

☐ 麻酔前投薬は、（不安除去・健忘・鎮静鎮痛）、（唾液・気道分泌の抑制）、（迷走神経反射の抑制）、（誤嚥予防）などを目的にする。

☐ 全身麻酔の合併症として、気道分泌物などによる（気道閉塞）、麻酔薬や筋弛緩薬を原因とする（呼吸抑制）、（バッキング）、気道分泌物による末梢気管支の閉塞による（無気肺）、胃液 を誤嚥し生じる肺炎である（メンデルソン症候群）、気管内挿入管の機械的刺激による（咽頭痛・嗄声）などがあげられる。
※バッキング＝気管内挿管麻酔中の痙攣性咳運動

☐ 脈拍数・血圧の変動は（麻酔深度）や（手術に伴う出血量）などで変動する。

☐ （悪性高熱症）は全身麻酔の重篤な合併症で、薬剤投与などで誘発され、（異常高体温）と（筋強直）、頻脈、（アシドーシス）、過呼吸、チアノーゼをきたす予後不良の症候群である。

局所麻酔

☐ （表面）麻酔は皮膚小手術、眼科手術、内視鏡検査などに用いられる。

☐ （浸潤）麻酔は組織内に局所麻酔薬を注射、浸潤させる方法で、外傷時の縫合、小腫瘤摘出などの際に行う。（感染）部位では禁忌で、血管内注入で（局所麻酔薬中毒）が生じることがある。

☐ 伝達麻酔のうち、（脊髄くも膜下麻酔）は脊椎麻酔、腰椎麻酔ともいい、（クモ膜下腔）に局所麻酔薬を注入し脊髄神経根を麻酔する。

☐ （神経ブロック）は神経の途中あるいは神経根幹や神経叢に局所麻酔薬を注入し、末梢支配領域を遮断する方法である。

7 ▶麻酔 Q&A

Question	Answer
1 不安の除去は全身麻酔の前投薬の目的のひとつである。	**1** ☐ ○
2 麻酔時の胃液の誤嚥による肺炎をメンデルソン症候群という。	**2** ☐ ○
3 悪性高熱症ではアルカローシスを起こす。	**3** ☐ ×：アシドーシス
4 悪性高熱症は麻酔終了後に発生する。	**4** ☐ ×：薬剤投与時
5 笑気は麻酔に使用する。	**5** ☐ ○
6 吸入麻酔は局所麻酔である。	**6** ☐ ×：全身麻酔
7 静脈麻酔は局所麻酔である。	**7** ☐ ×：静脈麻酔は全身麻酔
8 硬膜外麻酔では筋弛緩薬を併用する。	**8** ☐ ×：局所麻酔なので併用しない。
9 脊髄くも膜下麻酔においてサドルブロックは側臥位で行う。	**9** ☐ ×：座位
10 脊髄くも膜下麻酔の多くは胸椎で穿刺する。	**10** ☐ ×：下部腰椎
11 脊髄くも膜下麻酔において脳脊髄液が漏れると頭痛が起こる。	**11** ☐ ○
12 腰椎穿刺後の頭痛は体動で悪化する。	**12** ☐ ○
13 悪性高熱症は腰椎麻酔に伴う合併症である。	**13** ☐ ×：全身麻酔
14 静脈麻酔は全身麻酔である。	**14** ☐ ○
15 表面麻酔は消化管内視鏡検査で行われる。	**15** ☐ ○
16 皮膚感染部位には浸潤麻酔が適している。	**16** ☐ ×：禁忌
17 伝達麻酔は局所麻酔である。	**17** ☐ ○
18 悪性高熱症では異常高体温が起こる。	**18** ☐ ○

8 ▶心肺蘇生法

一次救命処置と二次救命処置

☐ 器具や医薬品を用いず一般市民でも可能な救命処置を（一次救命処置）といい、（気道確保）、
（人工呼吸）、（胸骨圧迫）がこれにあたる。

☐ 医師などの（医療従事者）が特殊な器材や薬剤を用いて行う救命処置が（二次救命処置）である。

救急蘇生のポイント

☐ （意識）、（呼吸）、（循環）の順で評価する。

☐ 呼吸状態の確認は10秒以内で行い、心肺蘇生適応の判断に迷う場合も、ただちに（胸骨圧迫）
開始する。

☐ 心肺蘇生は（胸骨圧迫心臓マッサージ）→（気道確保）→（人工呼吸）の順に行う。

☐ 一次救命処置での初期での重要な要素は（胸骨圧迫）と迅速な（除細動）である。

☐ 心臓マッサージを（30）回、その後人工呼吸（2）回のサイクルを繰り返す。

☐ 胸骨圧迫心臓マッサージは（胸の真ん中）を（重ねた両手※乳児は指2本）で肘をまっすぐに伸
ばし、（強）く（圧迫の深さは成人で5〜6cm）、（早）く（100〜120回/分）行う。

☐ AEDの電気ショック後は直ちに（胸骨圧迫）による（心臓マッサージ）を再開する。

気道確保・人工呼吸

☐ 気道確保法には（頭部後屈あご先挙上法）や（下顎挙上法）がある。

☐ 気道異物の除去には（腹部突き上げ法）や（ハイムリック法）などがある。

☐ 人工呼吸（口対口人工呼吸）では1回に（1）秒ほどかけて胸が上がる程度に吹き込む。

AED（自動体外式除細動器）

☐ 突然心停止の原因の大部分を占める（心室細動）や心室頻拍に対し電気ショックを与え（除細動）
を行う装置である。

☐ 法改正で現在は（誰でも）AEDの使用が可能である。

☐ 傷病者の（心電図）を解析し、除細動が必要かどうかを素早く的確に判断し、音声・ディスプ
レイにて指示する。

☐ AEDは（対象者）から離れて行い、エネルギーレベルは成人で（150〜200）ジュールから開始する。

8 ▶心肺蘇生法 Q&A

Question	Answer
1 心肺蘇生は胸骨圧迫心臓マッサージ → 人工呼吸 → 気道確保の順に行う。	**1** ☐ ×：胸骨圧迫心臓マッサージ → 気道確保 → 人工呼吸の順に行う。
2 気道確保を目的として頭部後屈あご先挙上法を行う。	**2** ☐ ○
3 心肺蘇生はハイムリッヒ法で行う。	**3** ☐ ×：ハイムリッヒ法は異物除去法
4 AEDは自動体外式除細動器のことである。	**4** ☐ ○
5 AEDの使用者は医師か訓練を受けた看護師に限られる。	**5** ☐ ×：誰でも使用可
6 AEDの放電ボタンを押すとき、対象者から離れなければならない。	**6** ☐ ○
7 AED使用時には使用者が対象者の意識がないことを確認している。	**7** ☐ ○
8 心房細動はAEDを必要とする不整脈である。	**8** ☐ ×：心室細動など
9 心臓マッサージの際、肘はまっすぐに伸ばして圧迫する。	**9** ☐ ○
10 心臓マッサージの際、両手は重ねず広く圧迫する。	**10** ☐ ×：重ねる
11 心臓マッサージの際、心窩部に強く速く圧迫する。	**11** ☐ ×：胸骨下半部（胸の真ん中）
12 蘇生着手は胸骨圧迫から始める。	**12** ☐ ○
13 補助器具を用いない人工呼吸法の際、息を吹き込む時間は7秒である。	**13** ☐ ×：1回1秒くらい
14 救命の連鎖には心停止の予防も含まれる。	**14** ☐ ○
15 一次救命処置（BLS）にはAEDの使用は含まれない。	**15** ☐ ×：含まれる。
16 AEDによる電気ショック後は胸骨圧迫の必要がない。	**16** ☐ ×：直ちに再開
17 AEDのエネルギーレベルは成人で150〜200ジュールから開始する。	**17** ☐ ○

9 ▶外傷各論

頭頸部外傷

☐ （急性硬膜外）血腫は頭蓋骨と硬膜の間に生じ、その形状は（両側凸レンズ）形を呈する。一般に脳挫傷を伴うことが（少な）く、血腫がある程度の大きさになるまでは意識が（清明）な時期が存在する。

☐ （急性硬膜下）血腫は脳実質と軟膜の間に生じ、その形状（三日月）形である。受傷当初から（意識障害）を認めることが多い。予後は急性硬膜外血腫と比較して（不良）である。

☐ （慢性硬膜下）血腫は軽微な外傷後3〜4週以上経ってから頭痛や麻痺、認知機能低下が出現、急速に進行し、（高齢者）に好発する。

☐ （脳挫傷）は脳実質が外傷により損傷された結果生じる。脳浮腫や小出血を伴うが、小出血が癒合して大きな血腫（脳内血腫）を伴うこともある。

☐ （帽状腱膜下）血腫は幼小児に好発する。※俗に言う『たんこぶ』

☐ 短期間に2回の脳震盪を起こすと重篤な状態になる場合があり、これを（セカンドインパクトシンドローム）という。

☐ 心機能は保持されているが（大脳）や（脳幹）の機能が全て失われている状態を（脳死）という。

胸部外傷

☐ 胸腔に空気がたまった病態を（気胸）、肺や気管などの損傷により胸腔に出血が生じたものを（血胸）という。気胸、血胸、膿胸に対して（胸腔ドレナージ）が行われる。

☐ 外傷による気胸を（外傷性）気胸といい、外界と胸腔が交通する（外開放性）気胸と肺や気管支と交通する（内開放性）気胸、交通路が自然に閉鎖した（閉鎖性）気胸に分けられる。

☐ 内開放性気胸では開放部が弁状となり（緊張性）気胸となる場合がある。

☐ 緊張性気胸は胸腔内圧が（大気圧）を超えた状態であり、呼吸を繰り返すたび胸腔内圧は（上昇）する。縦隔が（健）側へ移動する。

☐ 血気胸は（胸壁穿通性挫傷）で生じる可能性が高い。

☐ 胸郭動揺は（2）本以上の連続する（肋骨）が骨折した場合に生じ、（奇異呼吸）がみられる。
※奇異呼吸：吸気により骨折部が陥凹、呼気により膨隆する。

腹部外傷

☐ 腹部外傷時の腹部単純X線検査における（腹腔内遊離ガス）像は腸管損傷を示唆する。

☐ （後腹膜）血腫は後腹膜器官、（脾臓）、膀胱、脊柱・骨盤などの骨、後腹膜軟部組織などの外傷による。

9 ▶外傷各論 Q&A

Question	Answer
1 脳実質損傷では急性硬膜外血腫をみる。	**1** ☐ ×：脳挫傷
2 帽状腱膜下血腫は高齢者に多い。	**2** ☐ ×：幼小児
3 平坦脳波は脳死判定規準に含まれる。	**3** ☐ ○
4 四肢腱反射の消失は脳死判定規準に含まれる。	**4** ☐ ×：脳幹反射の消失
5 急性硬膜下血腫では意識清明期がみられる。	**5** ☐ ×：急性硬膜外血腫の特徴
6 急性硬膜下血腫は脳挫傷を伴いやすい。	**6** ☐ ○
7 慢性硬膜下血腫は、外傷後1～2年して発症する。	**7** ☐ ×：3～4週以上
8 脳挫傷は脳内に血腫を作りやすい。	**8** ☐ ○
9 胸痛は頸部外傷の初期症状として適切である。	**9** ☐ ×：頭痛、悪心嘔吐、頸部運動制限など
10 緊張性気胸の治療は酸素療法である。	**10** ☐ ×：胸腔穿刺
11 内開放性気胸では膿胸を起こしやすい。	**11** ☐ ×：外開放性気胸
12 ショック肺は受傷直後から発症する。	**12** ☐ ×：ショック離脱期
13 心タンポナーデでは頻脈がみられる。	**13** ☐ ○
14 緊張性気胸では縦隔が健側へ移動する。	**14** ☐ ○
15 心嚢穿刺は心タンポナーデの治療に用いられる。	**15** ☐ ○
16 血気胸では胸腔ドレナージを行う。	**16** ☐ ○
17 後腹膜血腫は腹部外傷時の骨盤骨折に合併する。	**17** ☐ ○
18 後腹膜血腫の腹部単純エックス線写真では腸腰筋陰影の消失が診断に役立つ。	**18** ☐ ○
19 腹部鈍的外傷の多くは交通事故が原因である。	**19** ☐ ○
20 腹部血管造影検査は腹部打撲に対して直ちに行う検査である。	**20** ☐ ×：単純X線検査、血液一般・生化学検査、超音波検査など

柔整国試 でるポとでる問

PART 5 整形外科学（総論）

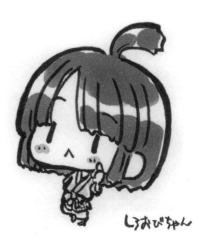

しおびちゃん

▶ 診断法と検査法・治療概論

歩行異常と原因

☐ トレンデレンブルグ歩行は（中殿筋）の筋力低下により、（患）側に体幹を傾けて歩く徴候で、発育性（股関節）形成不全※や（ペルテス）病などでみられる。
※以前は先天性（股関節）脱臼とよばれていた。

☐ ぶん回し歩行は、（一側下肢麻痺）のために（健）側を軸足として（患）側の足を外側に弧を描くように歩くもので、脳血管障害による（片麻痺）などでみられる。

☐ はさみ脚歩行は、（内反尖足）位で両膝を擦るように歩くもので、（両下肢痙性麻痺）が原因となる。

☐ 間欠性跛行は、歩行を続けると下肢の（疼痛）と（疲労）を生じるが、少し（休む）と再び歩けるようになるもので、（腰部脊柱管狭窄症）などでみられる。

徒手筋力テスト

☐ 徒手筋力テストは徒手的に（筋力）を評価する検査法であり、6段階で評価される。

段階	質的表示	基準
5	（Normal）	（強い）抵抗を加えても、（重力）に打ち勝って関節運動ができる。
4	（Good）	（ある程度）の抵抗を加えても、重力に打ち勝って関節運動ができる。
3	（Fair）	（抵抗）を加えなければ、重力に打ち勝って関節運動ができる。
2	（Poor）	（重力）を除けば、関節運動ができる。
1	（Trace）	（筋収縮）はあるが、関節運動ができない。
0	（Zero）	（筋収縮）なし。

画像検査

☐ 単純X線検査は、骨・関節疾患の最も（基本的）な画像検査であり、（初期）検査として汎用されるが、（平面）的で、（軟部組織）の構造は描出できない。

☐ CTでは（三次元）的な骨の形態変化や石灰化の描出に有用で、MRIは靭帯や半月板など（軟部組織）の描出に優れる。放射線被爆がないのは（MRI）である。

☐ MRIでは強力な磁場や電磁波を用いるため、（ペースメーカー）や人工（内耳）装置など、体内に磁性金属や電子機器のある患者には原則禁忌である。また、（妊娠）初期や（閉所）恐怖症などの患者にも注意が必要である。

☐ 関節造影は関節腔内に（造影剤）を注入し、（X線）撮影を行うもので、関節内部の（構造）を評価できる。

☐ 超音波検査は（非侵襲）的で、（簡便）な検査であり、（軟部組織）や（炎症）所見の評価や術中検査などに用いられる。

理学療法

☐ 理学療法には（運動）によって身体機能や運動機能を改善維持する（運動）療法と温熱や、電気、水などの物理的刺激に対する（生体反応）を利用して機能の正常化を図る（物理）療法がある。

☐ 温熱療法では（熱傷）の恐れがあるため、（感覚低下）部位や（急性炎症）部位には禁忌である。

☐ 電気・光線療法は（ペースメーカー）使用者や（妊婦）、（出血）性疾患などには禁忌である。

牽引療法

☐ 骨に直接器具を刺入して引っ張る（直達）牽引と皮膚・軟部組織を介して引っ張る（介達）牽引がある。

☐ ブライアント牽引は垂直に（両下肢）を牽引する方法で、小児の（大腿骨）骨折に対して行われる。

☐ クラッチフィールド牽引は（頭蓋骨）にピンを刺入して牽引する（直達）牽引法で、（頸椎）損傷や（頸椎）手術後の固定に適用される。

☐ グリソン牽引はグリソン係蹄とよばれる牽引バンドで（頸椎）を牽引する（介達）牽引法で、（頸椎）症や（頸椎椎間板ヘルニア）に対して行われる。

☐ ダンロップ牽引は（上腕骨顆上）骨折に対して行われる（介達持続）牽引である。

ガス壊疽

☐ ガスを産生する細菌［（ウェルシュ菌）など］により、皮下組織や筋肉に（壊死）を起こす感染症の総称で、受傷後（2〜3日）後に発症する創傷感染症である。

☐ 筋肉壊死、ガスによる病巣の（腫脹）、皮膚の（黒紫）色の変色、浮腫、（悪臭）のある膿汁（滲出液）の排出などがみられる。

☐ 創部を圧迫すると、（握雪）感があり、（捻髪）音が聴取される。

1 ▶ 診断法と検査法・治療概論 Q&A

Question	Answer
1 分回し歩行は変形性股関節症でみられる。	**1** ☐ ×：脳卒中による片麻痺などでみられる。
2 間欠性跛行は腰部脊柱管狭窄症でみられる。	**2** ☐ ○
3 はさみ脚歩行は筋ジストロフィーでみられる。	**3** ☐ ×：両下肢痙性麻痺でみられる。
4 トレンデレンブルグ歩行は先天性股関節脱臼でみられる。	**4** ☐ ○：中殿筋麻痺でみられる。
5 徒手筋力テストで、「Good」は「強い抵抗を加えても、重力に打ち勝って関節運動ができる」状態である。	**5** ☐ ×：Good → Normal
6 徒手筋力テストで、「Fair」は「重力を除けば、関節運動ができる」状態である。	**6** ☐ ×：Fair → Poor
7 徒手筋力テストで、「Zero」は「筋収縮が全く認められない」状態である。	**7** ☐ ○
8 重力を除けば全可動域で完全に動く場合、徒手筋力テストの「5」に相当する。	**8** ☐ ×：5 → 2
9 徒手筋力テストは重錘を用いて評価する。	**9** ☐ ×：徒手的に（素手で）評価する。
10 MRI検査は腎機能低下患者には禁忌である。	**10** ☐ ×：禁忌ではない。
11 MRI検査は心臓ペースメーカー装着者でも行うことができる。	**11** ☐ ×：禁忌である。
12 半月板など関節内の軟部組織の描出にはCTが有用である。	**12** ☐ ×：CT → MRI
13 関節造影検査では炎症と悪性腫瘍の鑑別が可能である。	**13** ☐ ×：関節内部の構造を区別することはできない。
14 ガングリオンの診断にはエコー検査が用いられる。	**14** ☐ ○
15 温熱療法は感覚神経障害に適応される。	**15** ☐ ×：火傷の危険があるため不適である。
16 低周波療法は神経麻痺による筋萎縮に用いられる。	**16** ☐ ○：神経活動の促進を目的とする。

17 マイクロ波療法は心臓ペースメーカー装着患者にも使用できる。

17 □ ×：禁忌である。

18 ブライアント牽引は小児前腕骨折に用いられる。

18 □ ×：小児大腿垂直牽引であり、小児大腿骨骨幹部骨折などに用いられる。

19 クラッチフィールド牽引は大腿骨頸部骨折に用いられる。

19 □ ×：頭蓋骨直達牽引であり、頸椎損傷や頸椎症などに用いられる。

20 グリソン係蹄牽引は腰椎脱臼骨折に用いられる。

20 □ ×：頸椎症などに用いられる。

21 ダンロップ牽引は上腕骨顆上骨折の治療に用いられる。

21 □ ○

22 肋骨骨折で胸部の握雪感がある場合、緊急性が高い。

22 □ ○：ガス壊疽が疑われる。

MEMO

2 ▶ 骨・関節・靭帯の外傷

小児の骨折

☐ 小児では骨膜が（厚く）、（弾力）性に富むため、（若木）骨折となることが多い。

☐ 小児では（成長軟骨板）の強度が低いため損傷されやすく、（変形）や（成長）障害を合併することがある。

☐ 小児では（転位）変形に対する自家矯正能力が高いが、（回旋）変形に対する自家矯正は困難である。

骨折の治癒過程

☐ 骨折の治癒過程は（炎症）期 →（修復）期 →（リモデリング）期の順で行われる。

☐ 炎症期は受傷（直後～数日）で起こり、（血腫）の形成や（炎症細胞）の浸潤がみられる。

☐ 修復期は（数週間）ほど続き、（肉芽組織）の形成や（軟骨内骨化）が起こり、骨膜では（膜性骨化）により仮骨が形成される。

☐ リモデリング期は（数ヶ月から数年）続き、骨の（再造成）が起こり、（仮骨）が減少して（骨強度）が上昇し、治癒に向かう。

骨折の治癒に影響する因子

☐ 関節内骨折では（骨膜）を欠くため仮骨が形成されにくく、（骨癒合）が起こりにくい。

☐ 手の（舟状骨）や大腿骨（頸部）、脛骨（中下1/3）部、距骨などは血流が障害されやすいため、骨癒合が起こりにくく、（偽関節）になりやすい。

☐ その他、骨折治癒には、（骨萎縮）がある高齢者など年齢や（低タンパク）血症などの栄養状態、（転位）の程度などが影響する。

脂肪塞栓症候群

☐ 脂肪塞栓症候群とは（骨折）などの外傷後に、脂肪組織から遊離した脂肪滴が血管を（塞栓）し、（虚血）性の臓器障害を起こすもので、受傷後（12～48）時間で発症し、初期症状として（発熱）や（頻脈）がみられる。

☐ 肺での塞栓により（呼吸困難）を、脳での塞栓により（意識）障害を、眼瞼結膜や腋窩部、前胸部での塞栓により（点状出血）を生じる。

2 ▶骨・関節・靭帯の外傷 Q&A

Question	Answer
1 小児の骨折では短縮変形は永続する。	**1** ☐ ×：自家矯正可能である。
2 小児の骨折では回旋変形は自然矯正される。	**2** ☐ ×：自家矯正は期待できない。
3 小児の骨折では側方転位は永続する。	**3** ☐ ×：自家矯正可能である。
4 小児の骨折では屈曲変形は自然矯正される。	**4** ☐ ○
5 大腿骨頸部内側型骨折は骨癒合が起こりやすい。	**5** ☐ ×：起こりにくい。
6 関節内骨折では骨癒合が起こりやすい。	**6** ☐ ×：骨膜を欠くため、起こりにくい。
7 大腿骨頸部骨折は骨萎縮がある高齢者に多く、難治性になりやすい。	**7** ☐ ○
8 大腿骨頸部骨折では骨頭が壊死しやすく、骨癒合が起こりにくい。	**8** ☐ ○
9 脂肪塞栓症候群では低酸素血症や低体温、意識障害などがみられる。	**9** ☐ ×：低体温 → 発熱
10 脂肪塞栓症候群では皮膚の点状出血がみられる。	**10** ☐ ○
11 骨折治癒の遷延化を引き起こす因子として、局所感染、低タンパク血症、血腫、転位がある。	**11** ☐ ×：血腫は骨折治癒の遷延化に影響しない。
12 大腿骨頸部の骨折では偽関節となりやすい。	**12** ☐ ○
13 脛骨近位部の骨折では偽関節になりやすい。	**13** ☐ ×：近位部 → 中下1／3部
14 距骨頸部の骨折では偽関節になりやすい。	**14** ☐ ○：その他、前腕両骨、手舟状骨の骨折は偽関節となりやすい。
15 骨折の治癒過程で最も長いのは仮骨形成期である。	**15** ☐ ×：リモデリング期（約52週）が最も長い。
16 長管骨骨幹部は力学的にストレス集中が生じにくい。	**16** ☐ ○

3 ▶脊椎・脊髄損傷

☐ （外傷）や高齢者の（転倒）などが原因となり、脊柱管内の脊髄が損傷するもので、損傷した高位や部位により運動（麻痺）や（感覚）障害などを引き起こす。

☐ 脊髄損傷では損傷レベルごとにある程度の（残存機能）が決まっており、（機能的予後）を予測することができる（表参照）。

☐ 重度の脊髄損傷では、受傷直後に（脊髄ショック）（一時的な脊髄機能不全）をきたすことがあり、一時的に損傷高位以下の（全て）の脊髄機能を消失する。

☐ 脊髄ショックでは（弛緩）性麻痺や反射（消失）、血圧（低下）、麻痺性（イレウス）などを呈する。

☐ 骨折や脱臼などを伴わない脊髄損傷を（非骨傷性）脊髄損傷といい、高齢者では頚椎変形などにより（非骨傷性頚髄損傷）となることが多い。

損傷レベル	残存機能／予後
C1～C3	（人工呼吸器）が必要
C5	（肘関節屈曲）が可能
C6	（手関節背屈）が可能
C7	（肘関節伸展）が可能
C8	（車椅子の駆動）が可能
L3	（膝伸展）が可能
L4	（足関節背屈）が可能
L5	（母趾背屈）が可能
S1	（足関節底屈）が可能

☐ 非骨傷性頚髄損傷は（中心性）頚髄損傷となることが多く、下肢にくらべて上肢の運動麻痺が（強い）、頚椎の（過伸展）損傷によるものが多い、などの特徴がある。

☐ 脊髄損傷の重症度評価には（Franckel）分類が用いられる。

分類	状態
A（Complete）	感覚・運動の完全麻痺
B（Sensory only）	感覚はある程度温存されているが、運動は完全麻痺
C（Motor useless）	運動機能はあるが、実用にならない
D（Motor useful）	実用になる運動機能が温存されている
E（Recovery）	感覚・運動ともに正常。反射異常はあってもよい

MEMO

3 ▶脊椎・脊髄損傷 Q&A

Question	Answer
1 中心性頚髄損傷は頚椎の過屈曲損傷で生じることが多い。	**1** ☐ ×：過屈曲 → 過伸展
2 中心性頚髄損傷では下位頚椎の脱臼を伴う。	**2** ☐ ×：非骨傷性脊髄損傷となることが多い。
3 中心頚髄損傷では運動麻痺は上肢よりも下肢に強くみられる。	**3** ☐ ×：下肢より上肢に著しい。
4 脊髄ショックでは痙性麻痺となる。	**4** ☐ ×：痙性 → 弛緩性
5 第6胸髄レベルの脊髄損傷ではホルネル徴候がみられる。	**5** ☐ ×：交感神経の枝はT1から出ているため、C8より高位の脊髄損傷ではホルネル徴候がみられる可能性がある。
6 第6胸髄レベルの損傷では上腕内側の感覚障害がみられる。	**6** ☐ ×：上腕内側の感覚は内側上腕皮神経（C8, T1）支配である。
7 第6胸髄レベルの脊髄損傷では横隔膜の麻痺を生じる。	**7** ☐ ×：横隔膜は横隔神経（C3−5）によって支配される。
8 第6胸髄レベルの脊髄損傷では肋間筋の麻痺がみられる。	**8** ☐ ○：肋間筋は肋間神経（T1−11）によって支配される。
9 C1〜C3レベルの脊髄損傷では人工呼吸管理が必要となる。	**9** ☐ ○
10 C5レベルの脊髄損傷では手関節の背屈は可能である。	**10** ☐ ×：C6レベルの損傷では可能だが、C5レベルの損傷では不能。
11 C6レベルの脊髄損傷では肘関節の伸展が可能である。	**11** ☐ ×：C7レベルの損傷では可能だが、C6レベルの損傷では不能。
12 C8レベルの損傷では車椅子の駆動が可能である。	**12** ☐ ○
13 フランケル分類Bでは歩行可能である。	**13** ☐ ×：B → D Bは、運動は完全に麻痺している状態である。

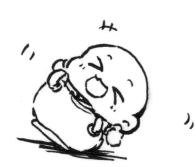

柔整国試
でるポとでる問

PART 6　整形外科学（各論）

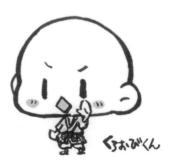

くおびくん

- [ ] **軟骨無形成症**は（軟骨内）骨化の障害により（四肢）短縮型低身長となる疾患で、（常染色体優性）遺伝で発症する。

- [ ] **軟骨無形成症**では脊柱変形や（三尖）手［（三叉）手］、（内反）膝［（O脚）］がみられ、（大後頭孔）狭窄や（脊柱菅）狭窄症を合併することがある。

- [ ] **軟骨無形成症**では膜性骨化による（横径）の成長は正常であるため、頭位の（拡大）や前額部の（突出）、鼻根部の（陥凹）（鞍鼻）、下顎突出などの特徴的な顔貌がみられる。
  ※軟骨内骨化は、長管骨の（長軸）方向の成長と脊柱管の（拡大）および椎体の（頭尾側）方向の成長に働く。

- [ ] **骨形成不全症**は（Ⅰ型コラーゲン）の合成に関与する遺伝子の異常により、膜性骨化による（長管）骨の横径の成長障害と（結合）組織の異常をきたす疾患である。

- [ ] **骨形成不全症**では小児期から（骨粗鬆症）となるため、（易骨折）性や骨の（変形）がみられる。

- [ ] **骨形成不全症**では結合組織の異常として（青色）強膜、（歯牙）形成不全、（難聴）、関節（弛緩）などを合併することがある。

- [ ] **マルファン症候群**は遺伝子異常により（フィブリリン）の合成異常をきたす疾患で、（常染色体優性）遺伝の形式をとる。

- [ ] **マルファン症候群**では（高）身長や（長い）四肢、（くも状）指や脊柱（側弯）、鳩胸や漏斗胸などの（胸郭）の変形、（外反扁平）足などの骨格系の異常の他、大動脈（解離）や（僧帽弁）逸脱などの心血管系の異常や（水晶体）亜脱臼などの眼科的異常がみられる。

- [ ] **ムコ多糖症**は（ライソゾーム酵素）の欠損によりムコ多糖の分解が障害され、全身の組織内にムコ多糖が（沈着）する（遺伝）性疾患であり、特徴的（顔貌）や（低身長）などがみられる。

- [ ] **ムコ多糖症**は変異遺伝子によりⅠ〜Ⅸ型に分類されており、Ⅱ型を除き（常染色体劣性）遺伝の形式をとる。

- [ ] **ムコ多糖症のⅣ型**は（モルキオ）症候群とよばれ、骨病変が（強く）、関節（弛緩）などがみられるが（精神発達）遅滞はない。

- [ ] **大理石骨病**は（破骨）細胞の機能不全により、未熟骨から成熟骨への（骨リモデリング）が障害され、全身の骨（硬化）をきたす（遺伝）性疾患である。

- [ ] **大理石骨病**では骨強度の（低下）による（易骨折）性や（骨髄）機能障害がみられる。

1 ▶先天性骨系統疾患および奇形症候群 Q&A

Question	Answer
1 軟骨無形成症は常染色体劣性遺伝疾患である。	**1** ☐ ×：劣性 → 優性
2 軟骨無形成症は骨端線・成長軟骨板の障害により起こる。	**2** ☐ ○：FGFR3遺伝子の突然変異により、軟骨細胞の増殖を促進するFGFの作用が抑制される。
3 軟骨無形成症では膜性骨化が障害される。	**3** ☐ ×：膜性骨化 → 軟骨内骨化
4 軟骨無形成症では体幹短縮型の低身長がみられる。	**4** ☐ ×：体幹 → 四肢
5 軟骨無形成症では内反膝がみられる。	**5** ☐ ○：O脚変形がみられる。
6 軟骨無形成症の合併症として脊柱菅狭窄症がある。	**6** ☐ ○
7 軟骨無形成症では前額部の陥凹がみられる。	**7** ☐ ×：陥凹 → 突出
8 軟骨無形成症では小児期からの骨粗鬆症を特徴とする。	**8** ☐ ×：軟骨無形成症 → 骨形成不全　軟骨無形成症では易骨折性はない。
9 骨形成不全症はフィブリリン合成異常が原因である。	**9** ☐ ×：フィブリリン → コラーゲン
10 骨形成不全症では三尖手がみられる。	**10** ☐ ×：骨形成不全症 → 軟骨無形成症
11 骨形成不全症では青色強膜がみられる。	**11** ☐ ○
12 骨形成不全症では歯牙形成不全がみられる。	**12** ☐ ○
13 骨形成不全症では思春期以降に視力障害がみられる。	**13** ☐ ×：視力障害 → 難聴
14 骨形成不全症では水頭症を合併する。	**14** ☐ ×：水頭症は軟骨無形成症の合併症である。
15 骨形成不全症では胸郭・脊柱・四肢の弯曲変形がみられる。	**15** ☐ ○：易骨折性のため、骨折を繰り返し、変形をきたす。
16 Marfan症候群は常染色体劣性遺伝疾患である。	**16** ☐ ×：劣性 → 優性
17 Marfan症候群はコラーゲンの合成異常が原因である。	**17** ☐ ×：コラーゲン → フィブリリン

18 Marfan症候群では低身長となる。

18 □ ×：低身長 → 高身長

19 Marfan症候群では長い四肢や指がみられる。

19 □ ○：長い指をクモ状指という。

20 Marfan症候群では大動脈解離を合併する。

20 □ ○：心血管系の異常がみられる。

21 Marfan症候群では関節強直性を特徴とする。

21 □ ×：関節強直性 → 関節弛緩性

22 Morquio病は常染色体優性遺伝疾患である。

22 □ ×：優性 → 劣性

23 Morquio病はムコ多糖の全身組織への沈着が原因である。

23 □ ○：ライソゾーム病の一種であり、ムコ多糖の分解が障害される。

24 Morquio病では水晶体の亜脱臼を合併する。

24 □ ×：Morquio病 → Marfan症候群

25 Morquio病では角膜混濁がみられる。

25 □ ○

26 Morquio病では四肢短縮型低身長がみられる。

26 □ ×：四肢 → 体幹

27 Morquio病では知能低下がみられる。

27 □ ×：精神発達遅滞はない。

28 大理石骨病はコラーゲンの異常が原因となる。

28 □ ×：遺伝子変異により骨リモデリングが障害される疾患である。

29 大理石骨病では骨密度が増加し、骨強度が増加する。

29 □ ×：骨梁構造に異常をきたすため、骨強度は低下する。

30 大理石骨病では貧血、出血傾向、易感染性がみられる。

30 □ ○：骨髄機能障害をきたすため。

MEMO

- [ ] **下垂体性巨人症**は（骨端線閉鎖）前に成長ホルモンが過剰分泌されることにより、（長管）骨が伸びて（高身長）をきたす疾患である。

- [ ] **先端巨大症**は骨端線閉鎖後に（成長ホルモン）が過剰分泌され、骨形成（促進）や軟部組織の（肥厚）および（代謝）異常をきたす疾患で、（下垂体腺腫）が原因となることが多い。

- [ ] **成長ホルモン分泌不全性低身長（下垂体性小人症）**は下垂体からの（成長ホルモン）の分泌低下により、（均衡）型低身長をきたす疾患で、骨年齢の（遅延）や低血糖がみられる。

- [ ] **成長ホルモン分泌不全性低身長（下垂体性小人症）**で（ゴナドトロピン）（性腺刺激ホルモン）の分泌不全を合併する場合は、（二次性徴）の遅延がみられる。

- [ ] **副甲状腺機能亢進症**では（腺腫）などにより（パラトルモン）が過剰分泌されて（骨吸収）が増加し、高（カルシウム）血症、低（リン）血症、病的（骨折）などをきたす。

- [ ] **クッシング症候群**では（コルチゾール）などのグルココルチコイドが過剰に分泌され、（骨形成）抑制により骨粗鬆症をきたす。

- [ ] **くる病**は（ビタミンD）の作用不全や（リン）欠乏により骨の（石灰化）障害をきたし、（類骨）過剰となる疾患で、（骨端線閉鎖前）［（小児）期］に発症する。

- [ ] **くる病**では肋骨・軟骨結合の腫大である（くる病念珠）や（低）身長、（内反）膝［（O脚）］またはX脚、（Harrison）溝（横隔膜付着部肋骨の陥凹）などがみられる。
  ※骨端線閉鎖後（成人期）にみられる骨石灰化障害は（骨軟化症）とよばれる。

- [ ] **骨粗鬆症**は（骨吸収）が（骨形成）を上回ることで、（骨強度）が低下する疾患である。海綿骨の多い（椎体）や大腿骨（近位）部、橈骨（遠位）端などに（脆弱）性骨折を起こしやすくなる。

- [ ] **骨粗鬆症**では骨絶対量が減少するため血清カルシウム、リン、ALPは（正常）で、骨X線では（骨梁）の減少が認められる。骨量は（運動）により増加するため、骨粗鬆症の予防・治療には（運動）療法が有用である。

- [ ] **原発性骨粗鬆症**には骨代謝回転が亢進する（閉経後）骨粗鬆症と骨代謝が低下して起こる（加齢）によるものがある。

- [ ] **閉経後骨粗鬆症**の治療には（選択的エストロゲン受容体調節薬）（SERM）などが用いられる。

- [ ] **続発性骨粗鬆症**の原因では（ステロイド）の長期投与によるものが最多で、その他、（糖尿病）などの内分泌・代謝性疾患や（慢性腎臓病）（CKD）による続発性（副甲状腺）機能亢進症、（胃切除）などの吸収不良症候群、（関節リウマチ）などが原因となる。

2 ▶ 汎発性骨疾患 Q&A

Question	Answer
1 下垂体性巨人症は成人期の成長ホルモン（GH）の過剰分泌が原因となる。	**1** ☐ ×：成人期 → 小児期 成人期の過剰分泌で末端肥大症となる。
2 末端肥大症の原因では下垂体腺腫が最多である。	**2** ☐ ○
3 GH分泌不全では四肢短縮型の低身長がみられる。	**3** ☐ ×：四肢短縮型 → 均衡型
4 GH分泌不全では骨端線閉鎖遅延がみられる。	**4** ☐ ○
5 くる病は成人にみられる骨軟化症である。	**5** ☐ ×：成人 → 小児
6 くる病はビタミンE欠乏が原因となる。	**6** ☐ ×：ビタミンE → ビタミンD
7 くる病では低身長がみられる。	**7** ☐ ○：長管骨の長軸成長障害を起こす。
8 くる病では下肢の変形はみられない。	**8** ☐ ×：O脚やX脚となる。
9 骨粗鬆症は骨の石灰化障害により起こる。	**9** ☐ ×：骨粗鬆症 → 骨軟化症
10 老人性骨粗鬆症では骨吸収、骨形成がともに減少する。	**10** ☐ ○：低回転型骨粗鬆症。
11 骨粗鬆症では骨量の減少は皮質骨に顕著に認められる。	**11** ☐ ×：皮質骨 → 海綿骨
12 上腕骨外科頸骨折は脆弱性骨折として起こることが多い。	**12** ☐ ○：その他、脊椎圧迫骨折、大腿骨頸部骨折、橈骨遠位端骨折などが多い。
13 椎体圧迫骨折は骨粗鬆症で最も多い骨折である。	**13** ☐ ○
14 骨粗鬆症では骨梁は正常である。	**14** ☐ ×：骨梁の数が減少する。
15 胃切除は骨粗鬆症の危険因子である。	**15** ☐ ○：カルシウムの吸収が低下するため。
16 閉経後骨粗鬆症の治療にSERMを用いる。	**16** ☐ ○：選択的エストロゲン受容体調節薬
17 骨量は力学的負荷により減少する。	**17** ☐ ×：減少 → 増加
18 骨粗鬆症では絶対安静が必要である。	**18** ☐ ×：運動療法で骨に適度な負荷をかける。

3 ▶ 神経および筋の疾患

☐ **デュシェンヌ型筋ジストロフィー（DMD）** は筋細胞膜の維持に重要なジストロフィン蛋白が（欠損）し、（骨格筋）の変性・壊死をきたす（遺伝）性の疾患である。（伴性劣性）遺伝の形式をとり、原則（男子）のみに発症する。

☐ **デュシェンヌ型筋ジストロフィー（DMD）** の症状は（下肢近位）筋の筋力低下から始まり、（下肢帯）の筋力低下により（登攀性起立）※という特徴的な動作や（動揺性）歩行［（アヒル）歩行］がみられる。また、血清（クレアチンキナーゼ）の上昇や（腓腹）筋の仮性肥大が認められる。
※立ち上がる際に、手で膝を押さえながら体を起こしていく動作。

☐ **デュシェンヌ型筋ジストロフィー（DMD）** は通常（2〜3）歳で発症し、（呼吸筋）麻痺による（呼吸）不全や（心筋）の異常による心不全のために、（20）歳前後で死亡することが多い。

☐ **筋萎縮性側索硬化症（ALS）** は（上位運動）ニューロン（錐体路）と（下位運動）ニューロンがともに変性し、全身の（筋萎縮）が進行する原因不明の疾患である。一側上肢の（遠位）筋の筋力低下で始まり、進行すると（呼吸筋）の障害による（呼吸）不全により発症から（3-5）年で死亡する。

☐ **筋萎縮性側索硬化症（ALS）** では錐体路障害による腱反射の（亢進）や（バビンスキー）徴候、下位運動ニューロン障害による（線維束）性収縮、延髄運動系脳神経核の障害による（嚥下）障害、（構音）障害、舌（萎縮）などの（球麻痺）症状がみられる。

☐ **筋萎縮性側索硬化症（ALS）** では（眼球）運動障害、（感覚）障害、（膀胱直腸）障害、（褥瘡）などはみられず、これを四大陰性症状という。

☐ **脊髄癆** は（梅毒）に起因する脊髄障害で、初感染から（10〜25年）後に発症する。脊髄（後根）および（後索）が変性するため、（深部感覚）障害と脊髄癆性（運動失調）を生じる。

☐ **脊髄空洞症** は脊髄内に（空洞）形成や（液体）貯留が起こり、（脊髄）障害を起こす疾患の総称で、（下部頸髄）に好発する。典型例では、（温痛覚）は障害されるが（深部感覚）は正常である（解離）性感覚障害がみられる。進行性の疾患であり、（内科）的治療はないため、早期の（手術）が必要である。

☐ **脳性麻痺** は受精から生後4週までに、何らかの原因により脳の（運動）系の形成異常や損傷が起こり、（運動）や（姿勢）を制御する能力が損なわれた病態の総称である。（大脳基底核）の障害によるアテトーシス型、（錐体路）の障害による痙直型、（小脳）の障害による失調型などに分類される。

☐ **脊髄性小児麻痺** は（ポリオウイルス）の経口感染により脊髄（前角）に炎症を起こす疾患で、（運動神経）が障害されるため四肢の（弛緩）性麻痺をきたす。

3 ▶ 神経および筋の疾患 Q&A

Question	Answer
1 デュシェンヌ型筋ジストロフィー（DMD）は常染色体優性遺伝疾患である。	**1** ☐ ×：伴性劣性遺伝で発症する。
2 DMDは女児に多い。	**2** ☐ ×：原則、男児に発症する。
3 DMDは思春期に発症する。	**3** ☐ ×：2〜3歳くらいで発症する。
4 DMDでは血清ALPの上昇がみられる。	**4** ☐ ×：ALP → CK
5 DMDでは登攀性起立がみられる。	**5** ☐ ○
6 DMDの症状は上肢の遠位筋に初発することが多い。	**6** ☐ ×：腰帯筋など下肢近位筋に初発する。
7 DMDでは筋萎縮は非対称性にみられる。	**7** ☐ ×：非対称性 → 対称性
8 DMDでは腱反射亢進がみられる。	**8** ☐ ×：腱反射亢進は錐体路障害でみられる。
9 DMDでは鶏歩跛行がみられる。	**9** ☐ ×：鶏歩跛行 → 動揺性歩行（アヒル歩行）
10 筋萎縮性側索硬化症（ALS）では嚥下障害がみられる。	**10** ☐ ○：球麻痺症状（構音障害、嚥下障害、舌萎縮など）がみられる。
11 ALSでは膀胱直腸障害がみられる。	**11** ☐ ×：自律神経は障害されない（陰性四徴候）。
12 ALSでは知覚障害がみられる。	**12** ☐ ×：感覚神経は障害されない（陰性四徴候）。
13 ALSでは呼吸障害はみられない。	**13** ☐ ×：呼吸筋萎縮により呼吸不全となり死亡する。
14 ALSは脊髄手術の適応となる。	**14** ☐ ×：病因不明であり、対症療法のみ。
15 脳性麻痺は感覚障害を特徴とする。	**15** ☐ ×：感覚障害 → 運動障害
16 脊髄性小児麻痺（ポリオ）では脊髄側索が障害される。	**16** ☐ ×：脊髄前角細胞（運動神経）が障害される。
17 ポリオでは腱反射が亢進する。	**17** ☐ ×：亢進 → 消失

□ **急性化膿性骨髄炎**は（扁桃）炎や（上気道）炎などの感染巣からの（血行）性感染による急性感染症で、（黄色ブドウ球菌）によるものが最も多い。成長軟骨板部では血液が（滞留）しやすいため（小児）に多く発症し、大腿骨、脛骨、上腕骨などの長管骨（骨幹端）が好発部位となる。

□ **急性化膿性骨髄炎**は（糖尿病）患者の皮膚潰瘍や、外傷や手術での皮膚損傷による（直接）感染が原因となることもある。

□ **急性化膿性骨髄炎**では全身症状として（発熱）、悪寒などを訴え、局所症状としては疼痛、（腫脹）、発赤、（熱感）などがあり、疼痛のため患肢の（不動）がみられる。初期には（X線）検査で異常はみられず、早期診断には（MRI）が有用である。

□ **慢性骨髄炎**は（急性化膿性骨髄炎）が慢性化したものが多く、X線所見では骨壊死により周囲と分離された（腐骨）の形成や、それを囲むように形成された（骨柩）、皮膚への（瘻孔）の形成などを認める。

□ **化膿性股関節炎**は乳児では大腿骨頸部の（急性化膿性骨髄炎）から直接波及したものが多く、起因菌は（黄色ブドウ球菌）が最多である。発熱やオムツ交換時の（啼泣）がみられ、疼痛のため患肢の（不動）が生じる。

□ **化膿性股関節炎**の初期には（X線）検査で異常は認められず、発症後（10日）頃より、骨萎縮、骨破壊像、（骨膜反応）（新骨形成）がみられる。小児期では関節（変形）や（成長）障害が残る恐れがあるため、（早期）の治療が重要である。

□ **結核性脊椎炎（脊椎カリエス）**では結核菌が（脊椎椎体）に感染し、（椎体）や（椎間板）の変形・破壊をきたす疾患である。局所症状として（体動）痛や（叩打）痛がみられ、進行すると発赤や熱感を伴わない（冷膿瘍）や脊柱が後弯する（亀背）、脊髄圧迫による（脊髄）麻痺（Pott麻痺）などがみられる（Pottの三徴）。

□ **化膿性脊椎炎**は（中高年）や糖尿病などによる（免疫低下）患者に好発する感染症で、（黄色ブドウ球菌）によるものが多い。好発部位は（腰椎）が最も多く、発熱や罹患した椎体部の（疼痛）がみられる。

□ **破傷風**は（皮膚創傷）部位から侵入した破傷風菌が産生する（神経）毒素（テタノスパスミン）により、全身の骨格筋の強直性（けいれん）と持続的（緊張）をきたす疾患である。

□ **破傷風**では（開口）障害や口輪筋の緊張による（痙笑）などがみられ、進行すると（後弓反張）などの全身けいれんを生じて予後（不良）となる。

□ **ブロディ膿瘍**は（急性）期を欠く慢性（骨髄炎）の特殊型で、（長管骨骨幹端）に好発し、主に（黄色ブドウ球菌）の感染が原因となる。X線検査では円形または楕円形の嚢腫様陰影［（骨透亮巣）：骨が薄く写る］やその周囲の（骨硬化）像（骨が周囲より白く写る）を認める。

4 ▶感染性軟部組織・関節疾患 Q&A

Question	Answer
1 急性化膿性骨髄炎は成人に多く発症する。	**1** ☐ ×：成人 → 小児
2 急性化膿性骨髄炎は溶連菌によるものが最多である。	**2** ☐ ×：溶連菌 → 黄色ブドウ球菌
3 急性化膿性骨髄炎は長管骨の骨端に好発する。	**3** ☐ ×：骨端 → 骨幹端
4 急性化膿性骨髄炎の早期診断にはX線検査が有効である。	**4** ☐ ×：X線検査 → MRI
5 急性化膿性骨髄炎では異常可動性が認められる。	**5** ☐ ×：疼痛のため患肢不動となる。
6 糖尿病は成人の急性化膿性骨髄炎の原因となる。	**6** ☐ ○
7 乳児化膿性股関節炎では患肢不動がみられる。	**7** ☐ ○
8 乳児化膿性股関節炎ではガワーズ徴候がみられる。	**8** ☐ ×：筋ジストロフィーでみられる所見である。
9 乳児化膿性股関節炎では発症初期にX線で骨膜反応が認められる。	**9** ☐ ×：発症後10日頃より認められる。
10 化膿性関節炎では画像検査で関節内の液体貯留が認められる。	**10** ☐ ○
11 結核性脊椎炎では安静時痛がみられる。	**11** ☐ ×：安静時痛 → 体動時痛
12 結核性脊椎炎では脊髄麻痺がみられる。	**12** ☐ ○
13 化膿性脊椎炎は頸椎に最も多く発症する。	**13** ☐ ×：頸椎 → 腰椎
14 化膿性脊椎炎は小児に多く発症する。	**14** ☐ ×：小児 → 中高年
15 破傷風では開口障害がみられる。	**15** ☐ ○
16 破傷風では後弓反張などの全身痙攣がみられる。	**16** ☐ ○
17 グロムス膿瘍ではX線で長管骨の骨幹端に透亮巣とその周囲に骨硬化像が認められる。	**17** ☐ ×：グロムス膿瘍 → ブロディ膿瘍

□ **関節リウマチ**は（自己免疫）学的機序により主に慢性の（関節炎）を生じ、全身の（結合）組織にも炎症をきたす古典的（膠原病）の一つで、30〜50歳代の（女性）に多く発症する。

□ **関節リウマチ**では起床後にみられる（朝のこわばり）や、（小関節）を中心に（対称）性・（多発）性に発症する関節炎が特徴的で、関節の（腫脹）や（疼痛）がみられる。

□ **関節リウマチ**では（リウマトイド因子）の有無を調べるリウマチ反応で、約（75）％が陽性となり、関節液は半透明、黄白色に（混濁）し、粘稠度の（低下）がみられる。

□ **関節リウマチ**では関節炎の進行に伴い関節（破壊）がみられ、代表的な関節変形としてPIP関節の破壊による（ボタン穴）変形や、MP関節の基節骨の掌側亜脱臼などによる（スワンネック）変形、MP関節の亜脱臼による（尺側偏位）、母趾MTP関節の亜脱臼による（外反母趾）などがある。

□ **関節リウマチ**の関節症状において、大関節では（環軸）関節の亜脱臼を起こし、頭痛や運動麻痺、（感覚）障害などの（頚髄）圧迫症状が生じることがある。その他、肩関節、肘関節、（股）関節、膝関節、足関節などに関節炎を生じる。

□ **関節リウマチ**の関節外症状として、（手根管）症候群や（間質）性肺炎、（心外膜）炎、（皮下）結節（リウマトイド結節）などがあり、まれに血管炎をきたし（悪性関節リウマチ）となることがある。

□ **痛風**は（尿酸塩）結晶が関節内に析出することによって起こる（急性関節炎）であり、（高尿酸）血症の30〜50歳代の（男性）に好発する。

□ **痛風**では（第一中足趾節）関節に激痛、発赤、腫脹を伴う（痛風発作）が特徴的で、慢性化すると（皮下）結節（痛風結節）や（腎機能）障害［（痛風腎）］を引き起こす。

□ **変形性関節症**は（加齢）などにより（関節軟骨）が変性・摩耗し、それに伴う骨（増殖）や（骨棘）形成および二次性（骨膜炎）により関節の変形・（拘縮）をきたす疾患である。

□ **変形性関節症**は、加重関節である（膝）関節や（股）関節、および（頚椎）や（腰椎）などに好発する（変形性脊椎症）。

□ **手の変形性関節症**では（DIP）関節での発症が最も多く、（ヘバーデン）結節とよばれ、40歳以降の（女性）に好発する。

□ **ブシャール結節**は指の（PIP）関節に生じる変形性関節症で、（ヘバーデン）結節に合併することもある。

□ **変形性膝関節症**は関節軟骨の（退行変性）により骨の（増殖）性変化や二次性の（骨膜炎）が生じ、関節（破壊）や（変形）をきたす疾患で、（50）歳以上の（肥満）女性に好発する。

□ **変形性膝関節症**は変形性関節症の中で最も（多い）。

□ **変形性膝関節症**の初期には（運動開始）時に膝（内側）の疼痛がみられ、（可動域）制限や膝関節の（腫脹）をきたす。

127

- [ ] **変形性膝関節症**が進行すると、（内反）膝などの関節変形がみられる。

- [ ] **変形性膝関節症**ではX線検査で関節裂隙の（狭小）化や（骨棘）形成、軟骨下骨の（骨硬化）像などが認められる。

- [ ] **変形性膝関節症**では膝の（内反）変形により、X線検査にてFTA※の（拡大）や下肢機能軸（Mikulicz線）の（内側）への移動が確認される。
  ※FTA［大腿脛骨角（膝外側角）］：大腿骨長軸と脛骨長軸のなす外側の角

- [ ] **変形性膝関節症**の保存療法として、（減量）や（負荷のかかる動作）を回避するなどの日常生活指導や関節の安定性を高めるため（大腿四頭筋）の筋力増強などの運動療法が行われる。

- [ ] **変形性膝関節症**の手術療法では、変性半月板や増殖骨膜などを除去する（関節鏡下デブリドマン）や外側関節面へ荷重を分散させるための（高位脛骨骨切り術）などの関節温存術や、主に高齢者が対象となる（人工膝関節置換術）などが行われる。

- [ ] **血友病性関節炎**は（血液凝固）障害のために関節内出血を（反復）し、滑膜炎や軟骨変性が進行して関節（破壊）を生じるもので（膝）関節に好発する。

- [ ] **離断性骨軟骨炎（OCD）**は骨の（成長）期（思春期〜青年期）に関節軟骨の下にある軟骨下骨が（壊死）し、骨軟骨が正常骨から（離断）する疾患である。

- [ ] **離断性骨軟骨炎（OCD）**は（投球）動作やその他の（スポーツ）が原因となることが多く、（肘）関節や（膝）関節、（足）関節に好発する。

- [ ] **離断性骨軟骨炎（OCD）**の初期には運動時・後の（違和感）や（軽い）疼痛がみられ、進行とともに疼痛が（強く）なる。

- [ ] **離断性骨軟骨炎（OCD）**では、X線検査で病変部の軟骨が壊死する（透亮）期、病変部周囲に骨化が生じる（分離）期、病変部の骨軟骨が離断する（遊離）期を確認することができる。

- [ ] **強直性脊椎炎**は（仙腸）関節から始まり、脊椎を上行する（体軸）性関節炎を主体とする（全身）性の慢性炎症性疾患で、（若い）男性に好発する。

- [ ] **強直性脊椎炎**は進行とともに脊椎周辺の靱帯が（骨化）し、脊椎の（可動域制限）を生じる。

- [ ] **強直性脊椎炎**では進行するとX線所見にて仙腸関節の関節裂隙（狭小）化や（靱帯骨棘）の形成と椎体間の骨性癒合による（竹様脊椎）などがみられる。

- [ ] **神経病性関節炎（シャルコー関節）**は（糖尿病）などの痛覚・深部感覚障害を生じる基礎疾患があり、（関節痛）を自覚しにくいために関節への負担を繰り返し、関節（破壊）と（高度）な関節変形をきたす疾患である。

- [ ] **神経病性関節炎（シャルコー関節）**では、X線検査で進行期に広範かつ（高度）な関節破壊像と骨棘形成などの（骨硬化）像が混在してみられるが、痛覚障害のため（自覚症状）に乏しい。

- [ ] **掌蹠膿疱症性関節骨炎**は掌蹠膿疱症に（関節炎・骨炎）を合併した（リウマチ）性疾患で、肋骨や鎖骨の胸骨付着部における関節炎［（胸肋鎖）関節炎］や（椎間）関節炎、（仙腸）関節炎などがみられる。

5 ▶非感染性軟部組織・関節疾患 Q&A

Question	Answer
1 関節リウマチ（RA）は手関節に好発する。	**1** ☐ ○
2 RAでは足指の関節炎はまれである。	**2** ☐ ×：外反母趾などの関節変形がみられる。
3 RAの関節炎は脊椎には少ない。	**3** ☐ ×：頸椎（環軸関節）に好発する。
4 RAではリウマチ反応はほぼ100％陽性となる。	**4** ☐ ×：陽性率は約75％で、健常者や他疾患でも陽性となることがある。
5 RAでは関節液の粘稠度が増加する。	**5** ☐ ×：増加 → 低下
6 RAで環軸関節亜脱臼を生じると、四肢麻痺を起こすことがある。	**6** ☐ ○
7 RAの関節外症状として満月様顔貌がある。	**7** ☐ ×：クッシング症候群の症状。
8 RAの関節変形に鷲手変形がある。	**8** ☐ ×：鷲手は尺骨神経麻痺でみられる。
9 ボタン穴変形では手のPIP関節に屈曲変形がみられる。	**9** ☐ ○
10 スワンネック変形ではMP関節に過伸展変形がみられる。	**10** ☐ ×：過伸展 → 屈曲
11 痛風では朝のこわばりがみられる。	**11** ☐ ×：関節リウマチの症状
12 痛風性関節炎は母趾IP関節に好発する。	**12** ☐ ×：IP関節 → MP関節
13 離断性骨軟骨炎は50歳代の男性に好発する。	**13** ☐ ×：骨の成長期（思春期〜青年期）の男子に好発する。
14 離断性骨軟骨炎は感染性の骨疾患である。	**14** ☐ ×：スポーツ障害として発症する。
15 離断性骨軟骨炎では画像所見にて関節内遊離体がみられる。	**15** ☐ ○：離断した骨軟骨片が関節内に遊離することがある。
16 離断性骨軟骨炎は上肢では肩関節に好発する。	**16** ☐ ×：上肢では肘関節に多い。
17 手の変形性関節症はPIP関節に好発する。	**17** ☐ ×：PIP関節 → DIP関節
18 ヘバーデン結節は手の遠位指節間関節に好発する。	**18** ☐ ○

19 ヘバーデン結節では手のPIP関節に屈曲変形がみられる。	**19** ☐	×：DIP関節の変形性関節症である。
20 変形性股関節症ではトーマステストが陽性となる。	**20** ☐	○：股関節（腸腰筋）の屈曲拘縮（伸展制限）を調べる検査である。
21 変形性膝関節症ではQ角が大きくなる。	**21** ☐	×：内反膝（O脚）になると、Q角は小さくなる。
22 変形性膝関節症では下肢機能軸は膝外側を通る。	**22** ☐	×：内側型の場合、膝内側を通る。
23 変形性膝関節症ではFTAが大きくなる。	**23** ☐	○
24 変形性膝関節症では大腿四頭筋の萎縮がみられる。	**24** ☐	○
25 変形性膝関節症では関節液が混濁する。	**25** ☐	×：関節液は黄色透明（正常）で粘稠度も正常である。
26 変形性膝関節症ではX線でびまん性の骨萎縮が認められる。	**26** ☐	×：関節裂隙の狭小化や骨棘形成、軟骨下骨の骨硬化像などを認める。
27 変形性膝関節症では減量指導が行われる。	**27** ☐	○：肥満との関係が深い疾患である。
28 変形性膝関節症ではしゃがみ込み動作訓練が行われる。	**28** ☐	×：膝関節への負担がかかるため、不適。
29 変形性膝関節症では足底板の装着が有用である。	**29** ☐	○：関節の安定性を改善し、内側への負荷を軽減する。
30 変形性膝関節症では同種半月板移植術が行われる。	**30** ☐	×：手術療法として、関節鏡下デブリドマンや高位脛骨骨切り術、人工膝関節置換術などがある。
31 血友病性関節炎は第1中足趾節関節に好発する。	**31** ☐	×：痛風の好発部位である。血友病性関節炎は膝関節に好発する。
32 強直性脊椎炎は仙腸関節に好発する。	**32** ☐	○
33 神経病性関節症では急性の膝痛がみられる。	**33** ☐	×：疼痛を感じにくいため。
34 神経病性関節症では関節破壊は軽度である。	**34** ☐	×：症状を自覚しにくいため、関節破壊は高度になる。
35 掌蹠膿疱症性関節骨炎では仙腸関節炎がみられる。	**35** ☐	○

6 ▶骨・軟部腫瘍

良性骨腫瘍

- [ ] **骨軟骨腫**は原発性骨腫瘍の中で最も（多く）、（10）歳代に好発する。

- [ ] **骨軟骨腫**は（大腿骨）遠位部や（脛骨）近位部など長管骨の骨幹端部に好発し、（単発）性と（多発）性のものがある。

- [ ] **骨軟骨腫**は（良性）腫瘍だが、（悪性）化することがある。

- [ ] **内軟骨腫**は（骨髄腔内）に発生する良性骨腫瘍で、（10～50）歳代の幅広い年代に好発する。

- [ ] **内軟骨腫**は手の（指節）骨や（中手）骨、足の（趾節）骨など短管骨に好発する。

- [ ] **内軟骨腫**のほとんどが（単発）性だが、骨格の片側に発生する（オリエール）病や血管腫を合併する（マフーチー）症候群など、先天性の（多発）性内軟骨肉腫も存在する。

- [ ] **骨巨細胞腫**（※中間的な悪性度に分類される）は腫瘍内に多数の（多核）細胞がみられる骨腫瘍で、（20～30）歳代に好発する。

- [ ] **骨巨細胞腫**は（大腿骨）遠位部や（脛骨）近位部の骨端部に好発し、（膝）周囲の疼痛や腫脹がみられる。

- [ ] **骨巨細胞腫**はX線検査で骨端部に偏在性で嚢胞状の（骨透亮像）がみられ、多房性の（石けん泡沫状）陰影を認めることもあるが、（骨膜反応）を示すことは少ない。

- [ ] **骨巨細胞腫**は局所再発率が（高く）、まれに（肺）転移を起こすことがある。

悪性骨腫瘍

- [ ] **骨肉腫**は原発性悪性骨腫瘍で最も（多く）、（10）歳代の（男性）に好発する。

- [ ] **骨肉腫**は（大腿骨）遠位部と（脛骨）近位部の骨幹端部に好発し、（肺）転移することが多い。

- [ ] **骨肉腫**の治療は、現在では患肢（温存）術が第一選択となり、生存率が大幅に（増加）した。

- [ ] **軟骨肉腫**は腫瘍細胞が（軟骨）を形成する悪性腫瘍で、（30～50）歳代の男性に好発する。

- [ ] **軟骨肉腫**は（骨盤）、（大腿骨）近位部に好発し、X線検査では骨髄内腔に境界不明瞭な骨吸収・骨破壊像や（ポップコーン状）石灰化像がみられる。

- [ ] **ユーイング肉腫**は（小型円形）腫瘍細胞がびまん性に増殖する悪性腫瘍で、（10）歳代の男性に好発する。

- [ ] **ユーイング肉腫**は（大腿）骨などの長管骨骨幹部や（骨盤）などに好発する。

- [ ] **ユーイング肉腫**ではX線像で、骨幹部に浸潤性、（虫食い）状の骨破壊像がみられ、玉ねぎの皮様反応などの（骨膜反応）が認められる。

131

骨腫瘍類似疾患

- [ ] **単発性（孤立性）骨嚢腫**は空洞化した骨髄に（黄色透明の液体）が貯留する疾患で、（20）歳未満の男性に好発する。

- [ ] **単発性（孤立性）骨嚢腫**は骨腫瘍類似疾患であり、（腫瘍）細胞は認められない。

- [ ] **線維性骨異形成症**は骨形成過程の異常により骨内部が（線維）組織に置換される骨腫瘍類似疾患で、（20）歳未満に好発する。

- [ ] **線維性骨異形成症**のX線検査では偏在性の（スリガラス）様骨透亮像や骨皮質の（菲薄）化を伴った膨隆がみられる。

- [ ] **線維性骨異形成症**で皮膚の（カフェオレ斑）と（思春期早発）症を伴った多発例を **McCune-Albright症候群**という。

転移性骨腫瘍

- [ ] **転移性骨腫瘍**は他臓器に原発した腫瘍が骨へ転移したもので、原発巣としては（肺）癌が最も多く、転移先は（脊椎）が最も多い。

軟部腫瘍

- [ ] **グロムス腫瘍**は動静脈吻合部に存在する（グロムス小体）の過形成により発生する良性の軟部腫瘍で、（中年）期に好発する。

- [ ] **グロムス腫瘍**は指趾の（爪下）部に好発し、圧痛、自発痛、（寒冷）時痛などがみられる。

- [ ] **未分化多形肉腫（悪性線維性組織球腫）**は（悪性）の軟部腫瘍のひとつで、（40）歳以上に好発する。

- [ ] **未分化多形肉腫（悪性線維性組織球腫）**は（下肢）や（後腹膜腔）に好発し、（肺）に転移することが多い。

- [ ] **多発性骨髄腫**は（形質）細胞（骨髄腫細胞）の（骨髄）での増殖により発症する悪性腫瘍で、（60）歳以上の男性に多い。

- [ ] **多発性骨髄腫**では骨髄での（正常造血）が抑制され汎血球減少となり、赤血球減少による（貧血）、白血球減少による（易感染性）、血小板減少による（出血）傾向がみられる。

- [ ] **多発性骨髄腫**では破骨細胞の活性化による（骨破壊）により、骨痛や（病的骨折）を生じ、X線検査では頭蓋骨などに（抜き打ち）像（円形の穴）が認められる。

- [ ] **多発性骨髄腫**では骨髄腫細胞が産生するM蛋白が（腎臓）に沈着し、（腎障害）を合併することが多い。

その他

- [ ] **骨パジェット病（変形性骨炎）**は局所的に骨吸収と骨形成が異常に（亢進）し、骨の（変形）をきたす疾患で、（骨盤）や（椎体）、（頭蓋）骨、（大腿）骨、（脛）骨などに好発する。まれに骨肉腫などの（悪性骨・軟部腫瘍）が発生することがある。

6 ▶骨・軟部腫瘍 Q&A

Question	Answer
1 骨肉腫は高齢者に多い。	**1** ☐ ×：10歳代に多い。
2 骨肉腫は膝関節に好発する。	**2** ☐ ○：大腿骨遠位部や脛骨近位部に好発する。
3 骨肉腫の治療では患肢を切断することが多い。	**3** ☐ ×：近年では70-80%が患肢温存できるようになった。
4 骨肉腫は肝転移することが多い。	**4** ☐ ×：肺転移が多い。
5 多発性骨髄腫では貧血、易感染性、出血傾向がみられる。	**5** ☐ ○：正常造血が抑制され、汎血球減少となるため。
6 多発性骨髄腫では病的骨折がみられる。	**6** ☐ ○
7 多発性骨髄腫は若年者に多く発症する。	**7** ☐ ×：60歳以上に多い。
9 骨巨細胞腫は多発する傾向がある。	**9** ☐ ×：良性腫瘍であり、多発する傾向はない。
10 骨巨細胞腫ではX線で羊飼いの杖状変形がみられる。	**10** ☐ ×：線維性骨異形成症でみられる所見である。骨巨細胞腫では石鹸泡状陰影がみられる。
11 良性骨芽細胞腫は小児に多く発症する。	**11** ☐ ×：10～20歳代に多い。
12 骨軟骨腫は悪性化する可能性がある。	**12** ☐ ○
13 内軟骨腫は悪性化することはない。	**13** ☐ ×：多発性のものは悪性化することがある。
14 ユーイング肉腫は若年者に好発する。	**14** ☐ ○：幼児～10歳代に多い
15 ユーイング肉腫では特徴的な骨膜反応がみられる。	**15** ☐ ○：玉ねぎ様の骨膜反応がみられる。
16 軟骨肉腫は10歳代に好発する。	**16** ☐ ×：30～50歳代に多い。
17 線維性骨異形成症ではX線でスリガラス状透明像がみられる。	**17** ☐ ○
18 転移性の骨腫瘍は長管骨の骨幹端部に好発する。	**18** ☐ ×：転移先は脊椎が最も多く、その他、骨盤、肋骨、肩甲骨が多い。
19 孤立性骨嚢胞腫は50歳以上に多い。	**19** ☐ ×：20歳未満の男性に多い。

7 ▶一般外傷・障害

脊椎・脊髄

☐ **腰椎椎間板ヘルニア**は椎間板ヘルニアの中で最も（多く）、（L4/L5）間や（L5/S1）間に好発する。

☐ **腰椎椎間板ヘルニア**では局所症状として（腰痛）や腰部の可動域制限がみられ、神経根症状として（一側）下肢の放散痛や（感覚）障害、（筋力）低下がみられる。

☐ **腰椎椎間板ヘルニア**で馬尾神経が障害されると（会陰）部のしびれや灼熱感、（膀胱直腸）障害を呈する。

☐ **L3/4腰椎椎間板ヘルニア**では（大腿神経伸展）テスト（FNST）が陽性となり、L4/L5およびL5/S1腰椎椎間板ヘルニアでは（下肢伸展挙上）テスト（SLRT）や（ラセーグ）徴候が陽性となる。

高位	筋力低下（運動障害）	感覚障害	反射低下・消失
L3-4	（大腿四頭筋）［膝の（伸展）］	（下腿・足部内側）	（膝蓋腱反射）
L4-5	前脛骨筋（足関節の背屈） （長母趾伸筋）［足趾の（伸展）］	（下腿外側～足背）	（なし）
L5-S1	（下腿三頭筋）［足関節の（底屈）］ 長母趾屈筋（母趾の屈曲） 長趾屈筋（足趾の屈曲）	（足部外側）	（アキレス腱反射）

☐ **頸椎症性神経根症**は変形性頸椎症で変形した椎間板や骨棘が神経根を（圧迫）し、（一側）上肢の筋力低下や筋萎縮、（一側）上肢・手指のしびれ、萎縮筋の線維束性攣縮などがみられるもので、（50～60）歳代の（男性）に好発する。

上肢帯・上肢

☐ **腱板断裂（肩腱板断裂）**は（棘上筋）腱に最も多く、断裂の程度により（完全）断裂と（不完全）断裂に分けられる。

☐ **腱板断裂（肩腱板断裂）**は五十肩とは異なり、肩関節の可動域制限や拘縮は（軽度）で、他動運動は（可能）なことが多い。

☐ **腱板断裂（肩腱板断裂）**ではX線で肩峰骨頭間距離（AIH）の（短縮）や骨棘などが認められる。

☐ **石灰沈着性腱板炎**は肩腱板内に石灰（リン酸カルシウム）が沈着することで（急性炎症）を生じるもので、（40～50）歳代の（女性）に好発する。

☐ **石灰沈着性腱板炎**は（夜間）に突然生じる肩の（激痛）で発症することが多い。

☐ **胸郭出口症候群**は胸郭出口部で（腕神経叢）や（鎖骨下動脈）が牽引または圧迫されることで、上肢の（感覚）障害や（運動）麻痺をきたす。

☐ **牽引型の胸郭出口症候群**は（首）が長く、（なで）肩の20〜30代の（女性）に多く、上肢の（疼痛）やしびれ、肩こり、（握力）低下などを生じる。

☐ **正中神経麻痺**は（前骨間）神経麻痺と正中神経低位麻痺である（手根管）症候群、高位麻痺である（回内筋）症候群がある。

☐ 前骨間神経は純粋な（運動）枝であるため、**正中神経麻痺**による（感覚）障害はみられないが、（長母指屈筋）や示指の（深指屈筋）が障害され、母指対立運動で（tear drop sign）を呈する。

☐ **手根管症候群**では（母指球）筋※が萎縮し、（母指対立運動）障害がみられ、（ファーレン）テストが陽性となる。
※正中神経は（短母指外転）筋、（母指対立）筋、短母指屈筋の一部を支配する。

☐ **尺骨神経麻痺**には高位麻痺である（肘部管）症候群と低位麻痺である（ギヨン管）症候群がある。

☐ **肘部管症候群**では環指・小指の（深指屈）筋や（尺側手根屈）筋が障害されるが、**ギヨン管症候群**では障害されない。

☐ **尺骨神経麻痺**では（環指尺側）と（小指）にしびれなどの感覚障害がみられるが、**ギヨン管症候群**では（手掌）側のみにみられる。

☐ **尺骨神経麻痺**では母指内転筋の筋力低下により（フローマン）徴候が陽性となる。

☐ **橈骨神経麻痺**には低位麻痺である（後骨間神経）麻痺と高位麻痺である（橈骨神経）麻痺がある。

☐ **橈骨神経麻痺**は上腕の（圧迫）や（上腕骨骨折）などで起こり、手関節（背屈（伸展））障害および手指MP関節の（伸展）障害による（下垂）手がみられる。

☐ **コンパートメント症候群（区画症候群）**は四肢の筋区画（コンパートメント）の（内圧）上昇による循環不全で神経や筋の（壊死）を生じるもので、（前腕）や（下腿）に好発する。

☐ **コンパートメント症候群（区画症候群）**には（外傷）や外固定による（圧迫）が原因で急激に発症する**急性区画症候群**と（激しい運動）が原因となる**慢性区画症候群**がある。

☐ **コンパートメント症候群（区画症候群）**では、筋区画内圧測定で筋区画内圧が（30〜40）mmHg以上または、拡張期血圧との差が（20〜30）mmHg以内となる。

☐ **急性区画症候群**では末梢の阻血徴候の5Pに加え、患肢の他動的伸展による疼痛（増強）がみられる。

☐ **フォルクマン拘縮**は（上腕骨顆上）骨折などで上腕動脈が損傷し、（血行）障害や前腕の（区画）症候群［（コンパートメント）症候群］に伴い生じる不可逆性の（阻血）性拘縮である。

- **フォルクマン拘縮**では示指〜小指のMP関節（伸展）や手関節（掌屈）、IP関節（屈曲）、母指（内転）を呈する。

- **フォルクマン拘縮**では末梢の阻血徴候（5P）である（蒼白）（Pallor）、（脈拍喪失）（Pulselessness）、（疼痛）（Pain）、（運動麻痺）（Paralysis）、（感覚障害）（Paresthesia）がみられる。

- **マレット変形（槌指）**は（突き指）により（DIP）関節が屈曲変形したもので、（DIP）関節の（自動伸展）が不能になる。

下肢帯・下肢

- **大腿骨頭すべり症**は大腿骨の近位骨端が骨端線（成長軟骨板）で離開し、骨端が（後方）に転位する疾患で、（思春）期の（肥満）型の男子に好発する。

- **大腿骨頭すべり症**では股関節痛や（跛行）、股関節の（外旋）位などがみられ、（ドレーマン）徴候が陽性になる。

- **大腿骨頭すべり症**では、X線検査で大腿骨頸部外側の延長線が骨端と交わらない（トレソーワン）徴候や後方傾斜角（PTA）の（増大）がみられる。

- **大腿骨頭壊死症**は大腿骨頭の（血流）低下により大腿骨頭の骨壊死が生じる疾患で、男性では（アルコールの過飲）、女性では（ステロイド）投与歴があることが多い。

- **大腿骨頭壊死症**は（突然）の股関節痛で発症するが、疼痛は2〜3週間で（軽快）することが多い。

- **膝靭帯損傷**の中で最も頻度が高いのは（内側側副）靭帯損傷である。

- **前十字靭帯損傷**では、数時間以内に著しい（関節血症）※を生じ、（関節穿刺）により確認される。
  ※関節腔内への出血が生じて、血液が貯留した状態。

- **足関節靭帯損傷（足関節捻挫）**の多くは（外側）靭帯損傷である。

- **足関節外側靭帯損傷**の不安定性を評価するテストとして（前方引き出し）テストがあり、（前距腓）靭帯の完全断裂で陽性となる。

- **アキレス腱断裂**は（30〜40）歳代の（スポーツ活動）中に多く、下腿三頭筋の（遠心性収縮）によりアキレス腱が急激に（伸長）した時に生じる。

- **アキレス腱断裂**の受傷直後は（歩行）困難だが、しばらくすると（ベタ足での歩行）が可能となることが多い。

- **アキレス腱断裂**では（足の底屈（屈曲））は可能だが、（爪先立ち）は不能となる。

- **アキレス腱周囲炎**は（スポーツ）障害や（オーバーユース）、（加齢）変性などが原因となる。

- **アキレス腱周囲炎**ではアキレス腱付着部の（2〜6cm上）に疼痛や圧痛、腫脹がみられる。

7 ▶一般外傷・障害 Q&A

Question	Answer
1 第1仙骨神経根が障害されると、膝蓋腱反射の低下がみられる。	**1** □ ×：L2〜L4 の障害でみられる。
2 第1仙骨神経根が障害されると、つま先立ちが不能となる。	**2** □ ○：下腿三頭筋による足関節の底屈が障害される。
3 第1仙骨神経根が障害されると、下腿内側の神経障害がみられる。	**3** □ ×：L4の障害によりみられる。
4 第1仙骨神経根が障害されると、大腿神経伸展テストが陽性となる。	**4** □ ×：L2〜L4の障害で陽性となる。
5 下位腰椎椎間板ヘルニアでは大腿神経伸展テストが陽性となる。	**5** □ ×：下位 → 高位
6 腰椎椎間板ヘルニアの診断にはラセーグ徴候が有用である。	**6** □ ○
7 腰椎椎間板ヘルニアでは感覚障害がみられる。	**7** □ ○
8 腰椎椎間板ヘルニアではSLRテストが陽性となる。	**8** □ ○：下肢伸展挙上テスト
9 腰椎椎間板ヘルニアでは痙性歩行がみられる。	**9** □ ×：錐体路が障害された時にみられる。
10 腰椎椎間板ヘルニアでは膀胱直腸障害がみられることがある。	**10** □ ○：馬尾神経が障害された場合にみられる。
11 腰椎椎間板ヘルニアでは一側下肢の脱力がみられる。	**11** □ ○
12 腰椎椎間板ヘルニアでは下肢の深部腱反射が亢進する。	**12** □ ×：腱反射は減弱または消失する。
13 L4/L5腰椎椎間板ヘルニアではFNSテストが陽性となる。	**13** □ ×：L2-L4の神経根障害で陽性となる。
14 L4/L5腰椎椎間板ヘルニアでは足関節クローヌス陽性となる。	**14** □ ×：腰椎椎間板ヘルニアでは腱反射は低下するため、みられない。
15 L4/L5腰椎椎間板ヘルニアでは下腿外側の感覚障害がみられる。	**15** □ ○：L5神経根が障害されるため下腿背側〜足背の感覚障害がみられる。

137

16 L4/L5腰椎椎間板ヘルニアでは、長母趾伸筋の筋力低下がみられる。

16 ☐ ○

17 頸椎症性神経根症は思春期女子に好発する。

17 ☐ ×：50〜60歳代の男性に多い。

18 頸椎性神経根症では一側上肢のしびれや疼痛がみられる。

18 ☐ ○

19 肩腱板断裂では肩峰骨頭間距離の増加がみられる。

19 ☐ ×：増加 → 短縮

20 肩腱板断裂ではモーレーテストが陽性となる。

20 ☐ ×：胸郭出口症候群の検査である。

21 小円筋の断裂ではリフトオフテストが陽性となる。

21 ☐ ×：肩甲下筋腱断裂で陽性となる。

22 石灰性腱炎は男性に多く発症する。

22 ☐ ×：40〜50歳代の女性に多い。

23 石灰性腱炎は夜間に突然生じる肩関節の激痛で初発することが多い。

23 ☐ ○

24 胸郭出口症候群では上肢のしびれや疼痛がみられる。

24 ☐ ○

25 胸郭出口症候群では50歳代の男性に多く発症する。

25 ☐ ×：なで肩の20〜30歳代の女性に多い。

26 尺骨神経麻痺ではファーレンテストが陽性となる。

26 ☐ ×：手根管症候群で陽性となる。

27 手根管症候群では短母指外転筋の筋力が低下する。

27 ☐ ○

28 肘部管症候群では深指屈筋のMMTは5を示す。

28 ☐ ×：環指・小指の深指屈筋が障害されるため、正常（5）ではない。

29 ギヨン管症候群ではフローマン徴候が陽性となる。

29 ☐ ○：尺骨神経麻痺で陽性となる。

30 上腕骨骨折は橈骨神経麻痺の原因となる。

30 ☐ ○

31 後骨間神経麻痺では手関節の背屈が不能となる。

31 ☐ ×：可能である。橈骨神経麻痺では不能となる。

32 マレット・フィンガーは手のPIP関節に好発する。

32 ☐ ×：PIP関節 → DIP関節

33 マレット・フィンガーでは手のDIP関節の屈曲障害がみられる。

33 ☐ ×：屈曲 → 伸展

34 脈拍触知不能、発赤、疼痛、感覚障害、運動障害を阻血徴候の5Pという。

34 ☐ ×：発赤 → 蒼白

35 フォルクマン拘縮は前腕部に生じる阻血性拘縮である。

35 □ ○

36 フォルクマン拘縮では前腕部の皮膚が紅潮する。

36 □ ×：皮膚は蒼白する。

37 フォルクマン拘縮では患肢皮膚に水疱形成がみられる。

37 □ ○

38 コンパートメント症候群では筋区画内圧が10mmHg以下を示す。

38 □ ×：30〜40mmHg以上となる。

39 コンパートメント症候群では他動的伸展による疼痛増強がみられる。

39 □ ○

40 大腿骨頭すべり症は30〜40歳代の男性に好発する。

40 □ ×：思春期男子に好発する。

41 大腿骨壊死症ではアルコール多飲がリスクとなる。

41 □ ○：その他、ステロイド投与などがある。

42 大腿骨頭壊死症は突然の股関節痛で始まることが多い。

42 □ ○

43 大腿骨頭壊死症ではTrethowan徴候がみられる。

43 □ ×：大腿骨頭すべり症の所見である。

44 前十字靭帯損傷では画像検査で関節内の液体貯留が確認される。

44 □ ○：関節血症を起こし、関節内に血液が貯留する。

45 アキレス腱断裂は下腿三頭筋の遠心性収縮時に生じる。

45 □ ○

46 アキレス腱断裂は20歳代に好発する。

46 □ ×：腱の変性が関与するため、中年以降に多い。

47 アキレス腱断裂では歩行不能となる。

47 □ ×：歩行は可能である。

48 アキレス腱断裂ではつま先立ちは可能である。

48 □ ×：つま先立ちは不能となる。

49 アキレス腱断裂では足関節の背屈が制限される。

49 □ ○

50 アキレス腱断裂ではアキレス腱の付着部に疼痛がみられる。

50 □ ×：病変や症状はアキレス腱付着部よりも2〜6cm近位部にみられる。

8 ▶骨端症

- □ **骨端症**とは成長期の骨端にある成長軟骨の（血行）障害により（骨壊死）を生じる疾患の総称で、（長管）骨や（短）骨、骨（突起）に発生する。

- □ **キーンベック病**は手関節にある（月状）骨の血行障害により骨壊死を生じる疾患で、（手をよく使う）職業の人や（青壮）年男性に好発する。

- □ **キーンベック病**では手関節の（疼痛）や握力（低下）、（運動）制限などがみられ、画像検査によるステージ分類である（リキトマン）分類が用いられる。

- □ **ペルテス病**は（大腿骨頭）の阻血性壊死を生じる疾患で、（男児）に多く発生する。

- □ **ペルテス病**では（股関節）痛※や（跛行）、股関節の（可動域）制限がみられ、多くは（片側）性に発症する。
  ※（大腿部）痛や（膝関節）痛を生じる場合もある。

- □ **ペルテス病**で形態異常を伴って修復された場合、将来的に（変形性股関節症）を生じる可能性がある。

- □ **オスグッド・シュラッター病**は膝の（脛骨粗面）に生じる骨端症で、（10～15）歳の（男子）に（スポーツ）障害として発生する。

- □ **オスグッド・シュラッター病**は、膝（伸展）時に（大腿四頭）筋の収縮が膝蓋腱を介して脛骨粗面を（牽引）し、これを繰り返すことで脛骨粗面が（剥離）する。

- □ **オスグッド・シュラッター病**では膝の前下部の（運動）時痛や圧痛、（腫脹）などがみられる。

- □ **フライバーグ病**は（中足骨）骨頭に生じる骨端症で、（10～18）歳の（女性）に好発する。

- □ **フライバーグ病**は（第2・3中足骨）骨頭の背側に発生することが多く、歩行時にMTP関節部に（疼痛）を生じる。

- □ **セーバー病**は（踵骨）骨端部に生じる骨端症で、繰り返し（アキレス腱）の牽引力がかかることで発症する。

- □ **セーバー病**は（10）歳前後の（男児）に好発し、かかとの（腫脹）や圧痛、（歩行）時痛などがみられる。

- □ **ケーラー病**は足の（舟状）骨に生じる骨端症で、（3～7）歳の（男児）に好発する。

- □ **ケーラー病**では（足背内側）に疼痛・圧痛がみられ、（軽度）の跛行を生じる。

- □ **ブラント病**は（脛骨近位内側）に生じる骨端症で、（1～3）歳で発症する幼児型と（6～8）歳以降で発症する若年型（思春期型）がある。

- □ **ブラント病**では脛骨近位内側の骨端線の（成長）障害により、（内反）膝［（O脚）］をきたす。

8 ▶ 骨端症 Q&A

Question	Answer

Question

1 キーンベック病は先天性疾患である。

2 キーンベック病は手の舟状骨に起こる骨端症である。

3 キーンベック病は後遺症を残すことが多い。

4 ペルテス病は成人男性に多く発症する。

5 ペルテス病では後遺症は残らない。

6 ペルテス病では股関節の外転・内旋制限がみられる。

7 ペルテス病ではリキトマン分類が用いられる。

8 ペルテス病では初期よりX線で骨破壊像がみられる。

9 フライバーグ病は男児に好発する。

10 フライバーグ病は足の舟状骨に生じる。

11 セーバー病は女児に好発する骨端症である。

12 セーバー病は第2・3中足骨に生じる骨端症である。

13 オスグット・シュラッター病は高齢の男性に多い。

14 オスグット・シュラッター病は脛骨粗面に生じる骨端症である。

15 オスグット・シュラッター病では膝の前下部に運動時痛がみられる。

16 ケーラー病は男児に好発する。

Answer

1 □ ×：手をよく使う人に好発する。

2 □ ×：舟状骨 → 月状骨

3 □ ○：関節の可動域制限や運動痛を残すことが多い。

4 □ ×：成人男性 → 男児

5 □ ×：将来的に関節症に進行する可能性がある。

6 □ ○：股関節の開排制限がみられる。

7 □ ×：ペルテス病 → キーンベック病

8 □ ×：初期には骨・軟骨に異常所見は認められない。

9 □ ×：10〜18歳の女性に好発する。

10 □ ×：第2・3中足骨に生じる。

11 □ ×：10歳前後の男児に好発する。

12 □ ×：踵骨骨端部位に生じる。

13 □ ×：10〜15歳の男子に多い。

14 □ ○：成長期にスポーツ障害として発症する。

15 □ ○：その他、圧痛、腫脹がみられる。

16 □ ○

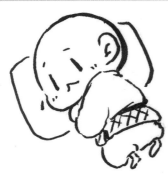

柔整国試
でる ポ とでる 問

PART 7　リハビリテーション医学

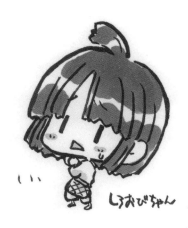

いい

しおびちゃん

1 ▶リハビリテーション概論

リハビリテーションの概念と歴史

☐ リハビリテーションとは「（再び）」を意味するre-とラテン語の「（適合させる）」を意味するhabilitarを組み合わせてできた言葉で、（復職）、（復権）、（名誉回復）という意味を持っている。

☐ （総合的リハビリテーション）とは、医学的、職業的、自立的生活のリハビリテーション全領域を含むプログラムであり、生活の質（QOL）の向上を目指すものである。

☐ 自立生活の定義は、自分で納得できる選択に基づいて（自らの生活をコントロール）することで、（一定の範囲での社会的役割を果たす）こと、（自分で意思決定する）こと、他人への心理的あるいは身体的依存を最小ならしめるように注意することなどが含まれる。

リハビリテーション医学

☐ リハビリテーションは（医学的）、（教育的）、（職業的）、（社会的）リハビリテーションの4つの分野に分けられる。

☐ WHOの国際障害分類（ICIDH-1）は障害の（負）の面を見ており、機能障害（言語、聴覚、骨格など）、能力低下（話すこと、聞くこと、歩くことなど）、社会的不利（オリエンテーション、移動など）と定義する。

☐ 国際生活機能分類（ICF）は障害の（プラス）の面を見ており、機能障害を（心身機能と身体構造）、能力低下は（活動）、社会的不利は（参加）という用語に置き換えられている。

☐ 機能障害に対しては治療的アプローチ（麻痺の回復や運動障害の改善など）、能力低下に対しては代償的・適応的アプローチ（残存機能の活用、動作の向上、義肢や自助具など）、社会的不利に対しては環境整備・改革的アプローチ（人的・物的な環境整備、法的・福祉的な環境整備や改善）が行われる。

☐ リハビリテーション医学の流れは、まず患者に対しリハビリテーション医が診断し、各職種の角度から評価、それに基づき（目標）と（治療方針）を決める。これらは繰り返し開かれる評価会議によって途中で（修正・変更）されることもある。

☐ リハビリテーション医学の主な対象疾患には（脳卒中）、（脊髄損傷）、関節リウマチなどの骨関節疾患、脳性麻痺を含む小児疾患、神経筋疾患、切断、（呼吸器疾患）、循環器疾患などがある。

リハビリテーション医学の基礎医学

☐ （拘縮関節）は、関節包、靭帯、筋肉、皮膚などの軟部組織が原因で関節可動域の制限があるものである。

☐ 拘縮予防には他動的な関節可動域（ROM）の訓練あるいは（伸張運動）が必要である。

☐ （関節強直）は、関節の構成対である骨や軟骨に原因があり、関節可動域の制限があるものである。

☐ 筋萎縮は、原因により（神経原性筋萎縮）、（筋原性筋萎縮）、（廃用性筋萎縮）に分類される。

☐ 神経原性筋萎縮は脱神経萎縮ともいわれ、（下位）運動ニューロンに障害により起こる。筋萎縮は（早く）、かつ強く起こる。

☐ 筋原性筋萎縮は（筋）の疾患で生じ、筋委縮の程度が軽くても筋力の低下が（著しい）。

☐ （廃用性筋委縮）は筋を使わなくなることで細くなり、筋力や持久力が低下する。筋線維の数は（減少）せず、個々の筋線維が（細く）なる。最大筋力の（20〜30）％を使うことにより筋力を保持することができる。

☐ 末梢神経が完全に障害されると、筋は弛緩し、腱反射は（消失）、筋は（神経原性）萎縮となる。

☐ 末梢神経麻痺により生じる運動障害は、筋力の低下であり（筋力テスト（MMT））で評価する。

☐ 中枢神経麻痺では粗大筋力の低下、筋の（痙性）の出現、腱反射の（亢進）が特徴である。

☐ （連合反応）とは体の一部の筋を強く収縮させると他の部位に筋の収縮が誘発される現象である。

☐ 共同運動とは一定の筋活動の組み合わせで起こる運動であり、（屈筋運動パターン）と（伸筋運動パターン）がある。

☐ 脳卒中では発症直後は（弛緩性）麻痺が起こり、時間の経過とともに（痙性）、連合反応が出現、次いで（共同運動）を起こすことができるようになる。さらに麻痺が回復すると（分離運動）が可能となる。

☐ 筋収縮力は（高強度）、（低頻度）の運動負荷を与えることで増強される。

☐ 筋持久力は負荷の（少ない）運動を繰り返すことで増強される。

☐ （筋パワー）は高負荷で少ない回数でも低負荷で回数を多くしても疲労するまで素早い運動を繰り返すことで増強される。

☐ （等運動性）筋収縮は関節の運動速度を一定に保ち、筋収縮を行う運動であり、特別の機器装置が必要である。

☐ （バイオフィードバック）とは「生体から出た情報が再び生体に戻っていく」ことをいい、筋力増強や筋の再教育を目的に行う。

リハビリテーション医学と関連職種

☐ 医学的リハビリテーションを構成する職種は医師の診察による（処方箋）を基に（理学療法士）（作業療法士）（看護師）（言語聴覚士）（臨床心理士）（技師装具士）などでチーム医療を行う。

1 ▶ リハビリテーション概論 Q&A

Question	Answer
1 リハビリテーションとは機能訓練という意味である。	**1** □ ×：復職、復権、名誉回復
2 自立生活とは一定の範囲で社会的役割を果たすことである。	**2** □ ○
3 自立生活とは、日常生活が自立することである。	**3** □ ×：自立とはADLの自立ではなく、障害者自身の選択に基づく自己決定を意味する。
4 リハビリテーションは経済的、教育的、職業的、社会的リハビリテーションの4つの分野に分けられる。	**4** □ ×：経済的 → 医学的
5 総合的リハビリテーションでは理学療法・作業療法による機能改善プログラムが用いられる。	**5** □ ×
6 循環器疾患はリハビリテーション医学の対象に含まれない。	**6** □ ×：含まれる。
7 「活動」という用語はWHOの国際障害分類（ICIDH-1）に含まれる。	**7** □ ×：「活動」はその後発表された国際生活分類における分類の用語
8 ICIDH-1において字が読めないことは機能障害である。	**8** □ ×：能力低下
9 WHOの国際障害者分類（ICIDH-1）は、障害を機能障害、能力障害、社会的不利の3つの階層に分けている。	**9** □ ○
10 国際生活機能分類（ICF）は、マイナスの面だけを見ている。	**10** □ ×：プラスの面も見ている。
11 WHOの国際障害者分類（ICIDH-1）は、その人の負の面だけを見ている。	**11** □ ○
12 「社会的不利」は国際生活機能分類（ICF）の構成要素の1つである。	**12** □ ×：国際障害分類の「社会的不利」は国際生活機能分類の「参加制約」に相当する。
13 国際生活機能分類（ICF）には心身機能と身体構造、活動、参加といった用語がみられる。	**13** □ ○
14 リハビリテーション医学において、麻痺の改善は治療的アプローチである。	**14** □ ○
15 リハビリテーション医学において、運動障害の回復促進は代償的・適応的アプローチである。	**15** □ ×：運動障害の回復促進は治療的アプローチ

16 リハビリテーション医学において、福祉的な環境整備や改善は代償的・適応的アプローチである。

16 □ ×：福祉的な環境整備は環境整備・改革的アプローチ

17 リハビリテーション医学において、動作能力向上は代償的・適応的なアプローチである。

17 □ ○

18 リハビリテーション医学の流れは「評価⇒目標設定⇒治療プログラム⇒治療⇒再評価」の流れで行う。

18 □ ○

19 関節強直は、関節の構成体である骨や軟骨に原因があるものである。

19 □ ○

20 皮膚は関節可動域制限の原因にならない。

20 □ ×：皮膚に瘢痕や癒着が起こると皮膚の移動性が低下し関節運動は制限される。

21 廃用性筋委縮では筋線維の数は減少せず、個々の筋線維が細くなる。

21 □ ○

22 神経原性萎縮では筋委縮は早く、かつ強く起こる。

22 □ ○

23 中枢神経麻痺では粗大筋力低下、痙性出現、腱反射低下が特徴になる。

23 □ ×：初期では腱反射が低下するが、時間の経過とともに痙性が出現し腱反射が亢進する。

24 中枢神経麻痺は下位運動ニューロンの障害で起こる。

24 □ ×：上位運動運動ニューロンの障害

25 末梢神経が完全に障害されると、筋は弛緩し、腱反射は消失する。

25 □ ○

26 連合反応とは体の一部の筋を強く収縮させると他の部位に筋の収縮が誘発される現象である。

26 □ ○

27 筋力保持には最大筋力の20～30％を使えば良い。

27 □ ○

28 等運動性収縮は特別な機器装置が必要である。

28 □ ○

29 等張性収縮では筋の長さの変化がない。

29 □ ×：等張性収縮 → 等尺性収縮

30 関節可動域改善は筋電図バイオフィードバック訓練の目的の１つである。

30 □ ×：関節可動域の改善の直接的効果はなく、麻痺筋の再教育や筋力増強を目的とする。

31 家族はリハビリテーションにおけるチームの一員に含まれない。

31 □ ×：患者やその家族もチームの一員である。

32 リハビリテーション医は患者の診察、診断や評価を行い、これらに基づいたリハビリの処方を行う。

32 □ ○

2 ▶リハビリテーション医学の評価と診断

評価と診断

☐ 身体計測

上肢長	（肩峰）から（橈骨茎状突起）までの距離
上腕長	（肩峰）から（上腕骨外側上顆）までの距離
前腕長	前腕（回外）位で（上腕骨外側上顆）から（橈骨茎状突起）までの距離または、（肘頭）から（尺骨形状突起）までの距離
下肢長	棘果長　：（上前腸骨棘）から（内果）までの距離 転子果長：（大転子）から（外果）までの距離
大腿長	（大転子）から（大腿骨外上顆）あるいは（膝裂隙）までの距離
下腿長	（大腿骨外上顆）あるいは膝裂隙から（外果）までの距離
上腕周径	（上腕二頭筋）の筋腹の最大膨隆部で、前腕は（最大周径部）で計測
大腿周径	膝蓋骨の上縁より（10cm近位部）を計測

☐ 徒手筋力テスト　※0〜5の（6）段階で評価する。

筋力（MMT）	機能段階	筋力増強法
0（Zero）	（筋収縮なし）	（筋機能再教育）、（低周波刺激）
1（Trace）	（わずかな筋収縮はあるが関節は動かない）	（筋機能再教育）、（筋電図フィードバック）
2（Poor）	（重力を除くと完全に運動できる）	（介助自動運動）
3（Fair）	（重力に抗して完全に運動できる）	（自動運動）
4（Good）	（若干の抵抗に打ち勝って完全に運動できる）	（抵抗自動運動）
5（Normal）	（強い抵抗に逆らって、完全に運動できる）	（抵抗自動運動）

☐ 関節可動域測定は原則として、（他動運動）による測定値を用いて（5°）きざみで記録する。

□ 脳卒中片麻痺の回復の評価には（ブルンストローム法）が用いられる。

ステージ1	（弛緩性麻痺・随意運動なし）
ステージ2	（筋緊張出現・連合運動）
ステージ3	（痙性麻痺・共同運動（随意的に可能））
ステージ4	（共同運動から分離運動へ）
ステージ5	（随意的な分離運動の増加）
ステージ6	（協調性）、（スピードともに正常に近い）

※ステージ2では連合反応を使って共同運動を誘発できるが、随意的には運動は起こらない

□ バーゼル指数は、脳卒中を中心に用いられ、（食事）、（車椅子からベッドへの移動）、（整容）、（トイレ動作）、（入浴）、（平行歩行）、（階段昇降）、（更衣）、（排便）、（排尿）など「（できるADL）」を評価する。

□ 機能的自立度評価法（FIM）は、バーゼル指数の項目に（コミュニケーション）と（社会的認知）を加え「（しているADL）」として評価する。

運動失調

□ ロンベルグ徴候を用い運動失調の鑑別をするが、（閉眼による視覚代償）がなくなると、身体のふらつきが（増悪）する場合はロンベルグ徴候（陽）性である。

□ 小脳性運動失調では（体幹失調）、（四肢の協調運動障）、（酩酊歩行）などが特徴的である。ロンベルグ徴候は（陰）性である。
※四肢の協調運動障⇒指鼻試験陽性、反復拮抗運動障害など!!

□ 深部感覚障害による運動失調では触圧覚が障害されるため（踵打ち歩行）が見られ、ロンベルグ徴候は（陽）性となる。

□ 前庭性運動失調では（千鳥足歩行）、（眼振）が見られ、ロンベルグ徴候は（陽）性である。

失認と失行

□ 失認とは、日常よく知っている物品を、（感覚器）を通して認知することができなくなる障害である。身体図式の認知障害、（視覚失認）、聴覚失認、（触覚失認）がある。

□ 左半側無視も失認の1つで（右大脳半球）の障害時に多発する。

□ 失行とは、運動麻痺、失調、不随意運動などの（運動障害）がなく、行うべき動作や行為が十分にわかっているにも関わらず、これを行うことができない状態である。

□ （着衣）失行は左半側無視に合併することがある。

Question	Answer
1 上肢長は肩峰から橈骨茎状突起までの距離を計測する。	**1** ☐ ○
2 前腕長は前腕回内位で計測する。	**2** ☐ ×：前腕回外位で計測
3 棘果長は上前腸骨棘より外果までの距離を計測する。	**3** ☐ ×：外果 → 内果
4 下腿長は膝裂隙より外果の距離を計測する。	**4** ☐ ○
5 大腿周径は膝蓋骨の上縁より20cm近位部を計測する。	**5** ☐ ×：20cm → 10cm
6 徒手筋力テストの「3（F）」は重力を除くと完全に運動ができる強さである。	**6** ☐ ×：「3（F）」は重力に抗して完全に運動ができる強さである。
7 関節可動域測定は原則として、他動運動による測定値を用いて10°きざみで記録する。	**7** ☐ ×：10° → 5°
8 脳卒中片麻痺の回復順序のブルンストローム法のステージ2では共同運動を随意的に行える。	**8** ☐ ×：ステージ2では連合反応を使って共同運動を誘発できるが、随意的には運動は起こらない。
9 脳卒中片麻痺の回復順序のブルンストローム法のステージ4では分離運動が出始める。	**9** ☐ ○
10 バーセル指数は「できるADL」を評価している。	**10** ☐ ○
11 バーセル指数では書字動作やトイレ動作を評価する。	**11** ☐ ×：書字動作は含まれない。
12 機能的自立度評価法（FIM）はバーセル指数の項目に「コミュニケーション」と「社会的認知」を加えている。	**12** ☐ ○
13 視空間失認は特に右側での無視傾向が著しい。	**13** ☐ ×：特に左側の無視傾向が著しい。
14 身体失認は自分自身の身体部位の認知ができない。	**14** ☐ ○
15 失行とは運動障害のため行うべき動作や行為もわかっているのに、できない状態である。	**15** ☐ ×：失行とは運動麻痺、失調、不随意運動などの運動障害がなく、しかも行うべき動作や行為もわかっているのに、できない状態である。

3 ▶リハビリテーションの治療

理学療法

☐ 運動療法の目的は（活動に不必要な筋肉の弛緩）、（関節可動域の増大）、（筋力と筋持久力の増加）、（神経筋機能の改善と再教育）、（筋群相互の機能平衡の獲得）である。

☐ 筋力の維持には、最大筋力の（20〜30）％、筋持久力を高めるには（60）％の力で比較的早い運動を数十分行う。

☐ 中枢神経障害に対する運動療法には、固有受容性神経筋促通法、（ブルンストロームの方法）、（ボバースの理論）、ルードの方法、ボイタの方法などがある。また、深部知覚障害による失調に対しては（フレンケルの体操）がある。

☐ 心疾患、高血圧、糖尿病、腎不全、呼吸器疾患や肥満などの（内部疾患）に対しても運動療法が行われる。

☐ 廃用症候群の症状には、（筋萎縮）、（関節拘縮）、（骨粗鬆症）、尿路結石、起立性低血圧、静脈血栓症、（褥瘡）、失禁・便秘、心理的荒廃などがある。

☐ 温熱療法には、（ホットパック）や（パラフィン浴）、（赤外線）などの表面的なもの、（超短波）、（極超短波）、（超音波）などの深部的なものや、（下流浴）、（気泡浴）などの水を用いたものがある。

☐ 物理療法の一般的禁忌には（急性炎症・外傷・出血）、（高度の血行障害）、（急性心不全）、（出血傾向）、（止血異常）、（感覚脱出）、（意識障害）、（瘢痕組織）がある。

☐ マッサージの主な作用は（興奮作用）、（鎮静作用）、（反射作用）、（誘導作）、矯正作用）である。

☐ マッサージの効果は（組織血流量の増加）、リンパ流の増加、（疼痛緩和）、筋緊張の緩和、骨癒合に寄与する血流の改善や骨折に合併する軟部組織損傷の回復などがる。

☐ マッサージは（悪性腫瘍）、（開放創）、（深部静脈血栓）、（感染組織）には禁忌である。

作業療法

☐ 作業療法は関節の動き、筋力、協調性の増進、身体機能の回復、（日常生活動作の獲得や保持）、（精神的支持）、（就業前の作業能力の評価）、作業耐性向上、技能の維持、（対人関係の改善）、（不安定な感情の昇華）などが必要とされる場合に適応される。

☐ 脳卒中患者の食事動作訓練では（利き手交換訓練）も重要である。

☐ 片麻痺患者の更衣動作訓練では（患）側上肢を最初に衣服の袖に通し、次に（健）側上肢を通して着衣するよう訓練する。

上肢の装具

- ☐ 装具の目的は（変形の防止）、（変形の矯正）、（局所の固定）、体重の（支持、免荷）、（機能の使用、補助）である。

- ☐ 橈骨神経麻痺で使用される上肢装具は（コックアップスプリント）、（トーマス型懸垂装具）、（オッペンハイマー型装具）の3つである。

- ☐ 対立装具は（正中神経麻痺）に使用される。

- ☐ 把持装具は（ランチョ型）（エンゲン型）などがあり（握力低下）が高度の者に使う。

- ☐ 指用（ナックルベンダー）はDIP、PIPの（過伸展）の矯正に用いられる。

下肢の装具

- ☐ 短下肢装具は足関節背屈力の低下した（脳卒中片麻痺）や（腓骨神経麻痺）に使用され、（3点固定）の力学的原則が用いられており、足部・（足関節）部、（下肢近位）部にストラップがある。

- ☐ 痙性の軽度な片麻痺や、弛緩性麻痺（下垂足）には（足背屈補助）としてプラスチック製短下肢装具が普及している。

- ☐ 長下肢装具は（大腿部）～（足底）までを支持し、膝関節や足関節をコントロールする。

- ☐ PTB式短下肢装具は膝蓋靭帯で体重を支持して下腿以下の免荷を図るもので、（整形外科手術後）や（足部変形）、末梢循環障害に適応される。

体幹の装具

- ☐ 頸椎カラーは（頸椎捻挫）などで頸部の安静を保つために用いられる。

- ☐ フィラデルフィア・カラーは（頸屈伸）方向の制限に優れる。

- ☐ ハローベストは（体幹ベスト）と（頭蓋骨）に直達固定されたもので、（頸椎骨折や脱臼の術前、術後）に処方される。

- ☐ ハロー骨盤装置は頸椎固定や（麻痺性側弯症）、体幹保持障害に用いられる。

- ☐ テイラー型装具は骨粗鬆症による（胸腰椎圧迫骨折）に処方される。

- ☐ スタインドラー型装具は脊椎カリエスなど（長期固定）に処方される。

- ☐ 3点固定過伸展装具「ジュウェット型」は（胸椎圧迫骨折）に処方される。

- ☐ 軟性腰仙椎装具は（腹圧）を高め、体幹の支持性を高め（脊柱）への免荷を行う。

☐ 運動制限を目的にした体幹装具は長期着用で（筋力低下）を招く。

☐ 義足は（ソケット）、（義足幹部）、（継手（ジョイント））、（足部）、（懸垂装置）から構成され、大腿義足では（ライナー式）が主流となっている。

☐ ソケットには差し込み式、吸着式があり、吸着式ソケットでは（四辺形ソケット）、（坐骨収納ソケット）、（二重ソケット）などがある。

☐ TSBソケットは（全表面）で支持する下腿義足をいう。

☐ PTBは（膝蓋腱）で体重を支持する下腿義足である。

移動補助具

☐ つえは単脚の（棒状）つえと（多脚）つえに分けられ、体重の（1/4）から（1/2）の荷重を把持部で支える。

☐ グリップの位置は床面から（茎状突起）・（大転子）の高さに調整する。

☐ つえは原則として、患側下肢と（反対）の手で持ち、接地時に肘が（30°）屈曲となる長さが最も効率的である。

☐ 松葉づえの長さは身長の（3/4）程度で、握りは肘が（30°）屈曲の位置とする。

☐ （ロフストランド）つえは前腕部に前腕支えがあり、握りで荷重を支持する3点支持つえである。

☐ （カナディアン）つえは松葉づえの脇当て部の代わりに上腕支えで荷重を支持する3点固定つえである。

☐ （歩行器）は脚の先端部に車輪がなく、ゴム製の滑り止めがついたものであり、（歩行車）は車輪のついたものである。

自助具と介助機器

☐ 食事用自助具はフォークやスプーンを（ホルダー式）、（差し込み式）、（指掛け式）に改良して使用する。

☐ 更衣用自助具では、（ボタンエイド）や（ソックスエイド）が利用される。

☐ 体幹の移動や下肢機能の障害のある人はズボンの着脱に（リーチャー）を使用することが有用である。

☐ （リフター）は介助機器の1つで長期臥床者や片麻痺、対麻痺の患者に対し、車いすの移し換えや風呂、トイレへの移動を容易にする。

3 ▶ リハビリテーションの治療 Q&A

1 内部疾患には心疾患、糖尿病、肥満、脳卒中などがある。

1 ☐ ×：脳卒中は含まれない。

2 マッサージの作用に興奮作用、鎮静作用、麻痺回復作用、反射作用などがある。

2 ☐ ×：麻痺の回復には直接は作用しない。

3 パラフィン浴は開放創には禁忌である。

3 ☐ ○

4 超音波は体内金属には禁忌である。

4 ☐ ×：超音波の特異的禁忌は眼球への照射であり、金属は特異的禁忌ではない。

5 紫外線は眼球には禁忌である。

5 ☐ ○

6 極超短波や超短波にはペースメーカーは禁忌である。

6 ☐ ○

7 フレンケル体操は腰痛体操である。

7 ☐ ×：フレンケル体操は失調の改善を目的とする。腰痛体操はウィリアムズ体操

8 運動療法の目的には神経筋機能の再教育が含まれる。

8 ☐ ○

9 日常生活動作の獲得や保持に作業療法が適用される。

9 ☐ ○

10 患者の精神的支持に作業療法は適用されない。

10 ☐ ×：精神的支持や就業前の作業能力の評価、不安定な感情の昇華などに対しても作業療法が適用されることがある。

11 片麻痺患者の更衣動作訓練では健側上肢を最初に衣服の袖に通す。

11 ☐ ×：健側 → 患側

12 装具は麻痺の回復を目的とする。

12 ☐ ×：装具の目的として変形の防止、機能の補助等があるが、麻痺の回復は直接には影響しない。

13 装具は変形の矯正や局所の固定、支持を目的とする。

13 ☐ ○

14 トーマス型懸垂装具は橈骨神経麻痺に適用される。

14 ☐ ○

15 オッペンハイマー型装具はフォルクマン拘縮に適用される。

15 ☐ ○

16 ナックルベンダーはMP伸展補助装具のことである。

16 ☐ ×：MP伸展補助装具 →
MP屈曲補助装具

17 足関節底屈力の低下したものに後方制動継手が選択される。

17 ☐ ×：後方制動継手 → 前方制動継手

18 頸椎カラーは頸椎術後などに使用される。

18 ☐ ×：頸椎カラーは運動機能制限が特にないため頸椎捻挫などで短期間使用される。

19 ナイト型装具は側弯症に処方される。

19 ☐ ×：ナイト型装具は腰痛に処方、側彎症にはミルウォーキーブレースが処方される。

20 体幹装具は腹腔内圧を高める役割は小さい。

20 ☐ ×：腹腔内圧を高める役割が大きく、脊柱への負担を減らす。

21 ウィリアムズ型装具は腰椎分離症や腰部脊柱管狭窄症に処方される。

21 ☐ ○

22 杖は原則として患側下肢と反対側に持つ。

22 ☐ ○

23 松葉づえの長さは身長の3/4程度で、握りは肘が30°屈曲の位置とする。

23 ☐ ○

24 カナディアンつえには前腕支えがある。

24 ☐ ×：前腕支え → 上腕支え

25 歩行器は脚の先端部に車輪がつく。

25 ☐ ×：車輪はなく、ゴム製の滑り止めがつく。

26 義足の吸着式ソケットには四辺形ソケット、坐骨収納ソケット、二重ソケットなどがある。

26 ☐ ○

27 PTB式短下肢装具は変形性関節症に用いられる。

27 ☐ ×：足部変形

28 ハローベストは体幹ベストと頭蓋骨に直達固定されたものである。

28 ☐ ○

4 ▶ リハビリテーションの実際

脳卒中

- [ ] 脳卒中は（脳梗塞）、（脳出血）、（くも膜下出血）などに分類される。

- [ ] 脳梗塞は（アテローム血栓性脳梗塞）、（心原性脳塞栓症）、（ラクナ梗塞）に分類される。

- [ ] アテローム血栓性脳梗塞は中年以降で動脈硬化の危険因子（糖尿病・高血圧・高脂血症など）を有する人に多く、（一過性脳虚血発作）が前駆することがある。

- [ ] 心原性脳塞栓症は（心房細動）などの不整脈や弁膜症に伴って（血栓）を生じ、これが剥がれて脳動脈を急速に閉鎖する。

- [ ] （ラクナ梗塞）は大脳深部の穿通枝領域に生じる小梗塞である。

- [ ] 脳出血は発症時に（高血圧）が認められ、大脳深部の動脈が破綻をきたすものが多い。

- [ ] くも膜下出血は（脳動脈瘤）の破綻が原因となるものが多く、2次的に（血管攣縮）が起こり、脳梗塞が生じると局所神経症状を呈する場合がある。

- [ ] ヒルシュバーグは脳卒中に伴う障害を（既往性障害）、（同時性障害）、（続発性障害）に分類している。

- [ ] 脳卒中の既往性障害には（高血圧）、（心疾患）、（糖尿病）、痛風、変形性膝関節症、変形性脊椎症、前立腺肥大、白内障、肥満などがある。

- [ ] 脳卒中の同時性障害には（片麻痺）、（痙性）、（固縮）、（筋弛緩）、失調症、失語症、失行症、失認症、構音障害、（嚥下障害）、排尿・排便障害、（視野狭窄）、感覚障害、意識障害などがある。

- [ ] 脳卒中の続発性障害には（褥瘡）、（拘縮）、変形、（筋の廃用性萎縮）、骨粗鬆症、起立性低血圧、心肺機能低下、肩の亜脱臼、異所性骨化、末梢循環障害、（精神機能低下）などがある。

- [ ] 片麻痺患者の姿勢反射では、麻痺側上肢は（屈）筋優位、下肢は（伸）筋優位となる。

- [ ] 失語症は（右）片麻痺患者に合併することが多い。

- [ ] 脳卒中患者の失認では、右大脳半球損傷に伴う（左半側視空間失認）が最もよく見られる。

- [ ] 脳卒中の急性期では（救命）を目的とした治療が必要であり、リハビリテーションもできるだけ（早期）に開始し（廃用症状）を最小限にすることが重要である。

- [ ] 急性期のリハビリテーションは（バイタルの安定）を条件に早期に始める。

- [ ] 発症から1ヶ月以内の急性期のリハビリテーションは（機能肢位保持）、（体位変換）、（関節可動域訓練）、（ベッド上動作訓練）、（座位訓練）、（病棟内車いす）、（マット訓練）、（歩行訓練）などが行われる。

- [ ] 発症1〜6ヶ月の回復期は（機能回復訓練）、（日常生活動作訓練）、（高次脳機能訓練）などが行われる。

- [ ] 発症7ヶ月以降の維持期には（機能維持）、（持久力・体力訓練）、（学習・前職業訓練）などが行われる。

脊髄損傷

- [ ] 脊髄損傷において、頚髄損傷では（四肢麻痺）、胸腰髄損傷では（対麻痺）となる。

- [ ] 外傷などにより急激に脊髄が損傷を受け、受傷直後より損傷部位以下のすべての反射が消失することを（脊髄ショック）という。

- [ ] 脊髄ショックは（2〜6週）間続き、その後2〜6ヶ月にわたり徐々に（自律神経反射）や（運動反射）が出現する。

- [ ] 脊髄ショック期を経て多くは（痙性麻痺）になる。

- [ ] 脊髄損傷の合併症には（排尿障害）、（褥瘡）、（痙縮）、（関節拘縮）、（疼痛）、（排便障害）、（自律神経機能障害）、（異所性骨化）などがある。

- [ ] 起立性低血圧は（T_5）以下の脊髄損傷で起こり、急に起き上がることで循環血液量が急激に減少し低血圧や脳貧血となる。

- [ ] 自律神経過反射とは、（T_5）以上の損傷者に見られる急激な（高血圧）をきたす反射現象である。（徐脈）や（頭痛）、悪寒、非麻痺域の発汗などの症状が見られる。

- [ ] 脊髄損傷の急性期リハビリテーションの目的は（関節可動域の維持）、（残存筋力の維持や強化）、（褥瘡の防止）、（起立性低血圧に対する順応）である。

- [ ] 脊髄損傷の回復期の理学療法は（寝返り動作訓練）、（起き上がり動作訓練）、（座位保持訓練・座位バランス訓練）、（プッシュアップ訓練）、（車いす駆動訓練）、（移乗訓練）、（歩行訓練）などであり、作業療法は（上肢装具や自助具の使用）である。

- [ ] 寝返り動作が自立する上限は（C_6）損傷であり、（C_7）以下の損傷ではほぼ全例自立する。

- [ ] 座位保持の能力を獲得することができる上限は（C_7）損傷である。

- [ ] プッシュアップ動作は（三角筋）や（広背筋）、（大胸筋）、（前鋸筋）が十分強いことが必要であり、（C_7）損傷以下でないと可能にならない。

- [ ] 車いす駆動には（三角筋）と（大胸筋）、（上腕二頭筋）が必要であり、駆動が可能となる上限は（C_5）損傷である。

- [ ] 長下肢装具と松葉づえにより実用歩行となる上限は（L_2）損傷である。

- [ ] 上肢装具はC5損傷でBFO（balanced forearm orthosis）や腕つり、または（手関節背屈保持装具）、C7損傷では（短対立装具）が使用される。

脳性麻痺

- [ ] 脳性麻痺は、受胎から新生児の間に生じた脳の（非進行性病変）による永続的な、変化しうる（運動）および（姿勢）の異常で、（知的障害）は伴わない。
  ※新生児：生後4週間以内

- [ ] 脳性麻痺は（痙直型）、（アテトーゼ型）、（失調型）に分けられる。

- [ ] 脳性麻痺の（痙直）型は痙縮に固縮を伴ったもので、（四肢麻痺）、（片麻痺）、（両麻痺）、（対麻痺）に分けられる。痙直の強さと広がりに応じて（連合反応）が生じる。

- [ ] 脳性麻痺の（アテトーゼ）型は動揺性の筋緊張を示すもので、（四肢麻痺）や（不随意運動）が生じる。

- [ ] 脳性麻痺の（失調）型は（小脳）の器質的病変に基づくものが多く、（姿勢コントロール不全）や（協調運動障害）がみられる。

- [ ] 脳性麻痺の周産期における危険因子として、（多胎）、（新生児仮死）、（骨盤位分娩）、（2000g以下の未熟児）、（痙攣）、（異常黄疸）、（哺乳力不足）、（呼吸困難）、（モロー反射の欠如）などがある。

- [ ] 未熟児の場合は、（痙直型両麻痺）となりやすい。

- [ ] 出産時の無酸素脳症や核黄疸は、（アテトーゼ型麻痺）になりやすい。

- [ ] 出産時の外傷は（片麻痺）となりやすい。

- [ ] 水頭症は（失調型）や（痙性麻痺）を生じやすい。

老人のリハビリテーション

- [ ] 老化の特徴として（普遍性）、（内在性）、（進行性）、（有害性）がある。

- [ ] 老年病には（脳血管障害）、（パーキンソン病）、動脈硬化性疾患、慢性尿路疾患、慢性肺疾患、貧血、糖尿病、骨粗鬆症、悪性腫瘍などがある。

- [ ] 老人リハビリテーションでは、（廃用症候群）の予防が重要である。

- [ ] 寝たきり老人をつくらないためには（早期離床）、（早期リハビリテーション）が重要である。

- [ ] パーキンソン病は進行性変性疾患で、（大脳基底核）、（中脳黒質）の変性による（錐体外路）障害である。

- [ ] パーキンソン病は筋の（固縮）、（静止時振戦）、寡動または（無動）、（仮面様顔貌）が特徴的であり、小きざみ歩行、すくみ足現象、（突進現象）がみられる。

- [ ] （ヤールの分類）はパーキンソン病の重症度分類である。

- [ ] 廃用性症候群の症状は（筋委縮）、（尿路結節）、（沈下性肺炎）、（起立性低血圧）、（褥瘡）、（関節拘縮）などである。

4 ▶ リハビリテーションの実際 Q&A

Question	Answer
1 くも膜下出血は中年以降で動脈硬化の危険因子を有する人に多い。	**1** ☐ ×：くも膜下出血は脳動脈瘤の破綻が原因
2 アテローム血栓性脳梗塞は一過性脳虚血発作を前駆することがある。	**2** ☐ ○
3 ラクナ梗塞は大脳深部の穿通枝領域に生じる小梗塞である。	**3** ☐ ○
4 脳卒中の言語障害には失語症や吃音障害がみられる。	**4** ☐ ×：脳卒中の言語障害では失語症や構音障害がみられる。
5 脳卒中では大脳半球病変の同側の片麻痺がみられる。	**5** ☐ ×：反対側
6 脳卒中患者の失認では、右大脳半球損傷に伴う左半側視空間失認が最もよく見られる。	**6** ☐ ○
7 脳卒中患者の失語症は左片麻痺患者に合併することが多い。	**7** ☐ ×：右片麻痺患者に合併することが多い。
8 脳卒中急性期のリハビリテーションで家屋改造指導が行われる。	**8** ☐ ×：急性期は予後推定が不確かであるため、家屋改造指導のようなことは予後がある程度予想されてからが良い。
9 片麻痺患者の姿勢反射では、麻痺側上肢は伸筋優位となる。	**9** ☐ ×：麻痺側上肢は屈筋優位、下肢は伸筋優位となる。
10 脊髄損傷において座位保持の能力を獲得することができる上限はC7損傷である。	**10** ☐ ○
11 C5頸髄損傷では電動車椅子動作が可能である。	**11** ☐ ○：C7損傷で移乗や車椅子駆動、自動車運転かでき、C6損傷で車椅子・C5損傷で電動車椅子の駆動が可能である。
12 C6頸髄損傷では移乗動作が可能である。	**12** ☐ ×：移乗動作はC7以下の脊髄損傷で可能
13 C4頸髄損傷では頻脈がみられる。	**13** ☐ ×：T5以上の損傷者では急激な高血圧をきたす自律神経過反射がみられ、徐脈や頭痛などの症状が見られる。

14 失語症は左片麻痺患者に合併することが多い。

14 □ ×：右左片麻痺患者に合併することが多い。

15 脊髄ショックは2〜6週間続く。

15 □ ○

16 褥瘡の好発部は仙骨部、大転子部、足底部、坐骨結節部、尾骨部などである。

16 □ ×：好発部は臥位では仙骨部、大転子部、踵骨部で、座位では坐骨結節部、尾骨部などである。

17 脊髄損傷では褥瘡の予防のため、体位を変換し体圧分布を変えることが大切である。

17 □ ○

18 脊髄損傷の回復期作業療法は上肢装具や自助具の使用である。

18 □ ○

19 多胎、骨盤位分娩、モロー反射出現、異常黄疸などは脳性まひの周産期における危険因子である。

19 □ ○

20 脳性麻痺は受胎から生後1年間までの間に生じたものである。

20 □ ×：受胎から新生児（生後4週間）までの間に生じたもの

21 脳性麻痺は脳の非進行性病変で、知的障害を伴う。

21 □ ×：知的障害は伴わない。

22 出産時の無酸素脳症や核黄疸は、アテトーゼ型麻痺になりやすい。

22 □ ○

23 水頭症は痙性麻痺を生じやすい。

23 □ ○

24 パーキンソン病では筋の固縮、動作時振戦、突進歩行などがみられる。

24 □ ×：動作時振戦 → 静止時振戦

25 老人疾患の特徴として病気の経過が非定型的であることがあげられる。

25 □ ○

26 老人疾患では経過が遷延したり、再発や合併症を伴いやすい。

26 □ ○

27 老人疾患では病気に対する局所的・全身的反応が著明である。

27 □ ×：症状や徴候がはっきりしない。

28 老人リハビリテーションでは、廃用症候群の予防が重要である。

28 □ ○

29 長期臥床などの長期にわたる安静によって起こる心身の機能低下を廃用症候群という。

29 □ ○

30 ヤールの分類はパーキンソン病の生活機能障害度分類である。

30 □ ×：パーキンソン病の重症度分類である。

柔整国試 でるポとでる問

PART 8 公衆衛生学

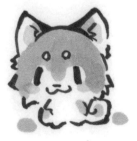

1 ▶健康の概念と疾病の予防・健康の管理

☐ 1978年の（アルマ・アタ）宣言は、（プライマリヘルスケア（PHC））について述べたもので基本的な保健医療活動のことであり、（世界保健機関（WHO））が提唱した。

☐ プライマリーヘルスケアは医師などの医療、保健福祉の専門家や行政、住民が一体となり行なう（包括的）な保健活動のことで、（専門的な医療）はプライマリーヘルスケアの要素に含まれない。

☐ WHOが提唱した（オタワ）憲章は（ヘルスプロモーション）について述べたもので、「人々が自らの健康をコントロールし、改善することができるようにするプロセス」と定義されている。

☐ WHOの憲章前文に掲げられた健康の定義には「（身体）的、（精神）的および（社会）的に 良い状態で、単に疾病または虚弱ではないということではない」と記載されている。

☐ 日本国憲法では、第（25）条に、「すべての国民は、（健康）で（文化的）な最低限度の生活を営む権利を有する」と記載されている。

☐ 平成25年から（健康日本21（2次））がスタートし、健康寿命の延伸と健康格差の縮小が目標とされている。

☐ 我が国では、5年に一度、全数調査である（国勢調査）が施行される。

☐ （人口ピラミッド）とは人口の構造を性別、年齢別にグラフにしたもので、現在の日本は2つのふくらみをもつ（つぼ）型といわれる。

☐ 多産多死から少産少死にいたる生死の数的変化の現象を（人口転換）という。

☐ 1年間に発生した出生、死亡、死産、婚姻、離婚などに関する統計を（人口動態統計）という。

☐ 国勢調査は、調査年の10月1日のいわば静止した一時点における調査であるため（人口静態調査）とよぶ。

☐ 人口を3区分した場合、0〜14歳を（年少）人口、15歳〜64歳を（生産年齢）人口、65歳以上を（老年）人口という。

☐ 老年人口指数は（老年人口÷生産年齢人口）×100で示される。

☐ 老年化指数は（老年人口÷年少人口）×100で示される。

☐ 出生率は（$\frac{1年間の出生数}{その年の人口} \times 1,000$）で表される。

☐ 15〜49歳の女性が一生の間に産む平均的な子どもの数を（合計特殊出生率）という。

☐ （再生産率）は、合計特殊出生率の女児だけについて求めた指標である。

☐ 粗死亡率は（$\dfrac{1年間の死亡数}{その年の人口} \times 1,000$）で表される。

☐ 観察集団の人口規模が大きい場合の死亡率を比較する際、年齢構成の違いを基準人口で調整した死亡率を（年齢調整死亡率）という。

☐ 各人の当該年齢のときに、後何年生きられるかを表した期待値を（平均余命）という。

☐ 特に、（0）歳児の平均余命を（平均寿命）という。

☐ 平成26年のわが国の死因順位の第1位から第5位は順に（悪性新生物）、（心疾患）、（肺炎）、（脳血管疾患）、（老衰）である。

☐ 「健康上の問題で日常生活が制限されることなく生活できる期間」を（健康寿命）といい、WHOがその概念を提唱した。

☐ 国民健康・栄養調査は（健康増進）法に基づいて行われる。

☐ 3年に1回行われる（患者調査）から健康指標である受療率が、毎年実施される（国民生活基礎調査）から有訴者率が得られる。
※国民生活基礎調査：保健、医療、福祉、年金、所得に関する実態を世帯側から調査する‼
※患者調査：患者数の実態を医療機関側から調査する‼

☐ 50歳以上の死亡数の全死亡総数に対する割合を（PMI）といい、死亡率の国際比較に用いられる。

☐ 母子保健における母親学級、母子健康手帳の交付、産前産後の休暇などは（1）次予防に含まれる。

☐ 脳卒中患者のリハビリテーションは（3）次予防である。

☐ 胃がん、肺がんなどのがん検診は（2）次予防である。

予防医学のレベル	予防段階
第一次予防	健康増進（生活環境の改善、適切な食生活、適正飲酒、禁煙など） 特異的予防（予防接種、事故防止、職業病対策など）
第二次予防	早期発見（健康診断、人間ドック） 早期治療
第三次予防	機能低下防止、治療、リハビリテーション

☐ スクリーニング検査とは集団検診などで疾病の疑いがあるものを選び出す検査で（ふるい分け検査）とも呼ばれる。

1 ▶ 健康の概念と疾病の予防・健康の管理 Q&A

Question	Answer
1 アルマ・アタ宣言ではヘルスプロモーションについてうたわれている。	**1** ☐ ×：プライマリ・ヘルス・ケア
2 健全な精神は健全な肉体に宿る。	**2** ☐ ×：健全な肉体でなくても宿る。
3 プライマリ・ヘルス・ケアは高度先進医療を提供する。	**3** ☐ ×：高度先進医療を提供するのではない。
4 プライマリ・ヘルス・ケア活動には専門医の養成が含まれる。	**4** ☐ ×：専門医の養成は含まれない。
5 日本の生産年齢人口は減少している。	**5** ☐ ○
6 PMIは人口動態調査である	**6** ☐ ×：PMIは50歳以上の死亡割合である。
7 日本のPMIは大きい。	**7** ☐ ○
8 人口動態統計で人口ピラミッドを算出できる。	**8** ☐ ×：人口静態統計から算出される。
9 人口ピラミッドは年齢別の人口を表わしたものである	**9** ☐ ○
10 日本は現在、超少子高齢社会である。	**10** ☐ ○
11 現在の日本の合計特殊出生率は2.0を超えている。	**11** ☐ ×：2017年度は1.43である。
12 現在、悪性新生物の年齢調整死亡率は減少している。	**12** ☐ ○
13 1歳の平均余命を平均寿命という。	**13** ☐ ×：0歳児の平均余命である。
14 従属人口は年少人口と老年人口からなる。	**14** ☐ ○
15 現在、肺炎は4大死因に入っている。	**15** ☐ ○
16 老年人口が多い集団は粗死亡率が高くなる。	**16** ☐ ○
17 有病率は健康指標の一つである。	**17** ☐ ○
18 乳児死亡率は母子保健の水準を示す。	**18** ☐ ○
19 罹患は人口動態統計に関係する。	**19** ☐ ×：罹患は入らない。
20 年齢調整死亡率は常に粗死亡率より低い。	**20** ☐ ×：低い時と高い時がある。

21 最近の日本の人口ピラミッドは「ピラミッド型」である。

21 □ ×：「つぼ型」あるいは「ひょうたん型」といわれる。

22 患者調査から受療率が得られる。

22 □ ○

23 有訴者率は患者調査から得られる。

23 □ ×：国民生活基礎調査から。

24 通院者率は国民生活基礎調査で得られる。

24 □ ○

25 健康日本21では、平均寿命の延伸を謳っている。

25 □ ×：健康寿命の延伸である。

26 全悪性新生物の粗死亡率は減少傾向にある。

26 □ ×：増加傾向にある。

27 死因別死亡率の第三位は肺炎である。

27 □ ○

28 PMIが大きいほど健康度が高い。

28 □ ○

29 日本の粗死亡率は減少している。

29 □ ×：増加している。

30 生活習慣病の第一次予防における効果の指標として罹患率がある。

30 □ ○

31 「健康日本21」は二次予防に重点を置いた計画である。

31 □ ×：一次予防である。

32 高血圧予防のための減塩教育は一次予防である。

32 □ ○

33 国民栄養調査の調査項目に心電図がある。

33 □ ×：心電図はない。

34 国民生活基礎調査は5年に1回行われる。

34 □ ×：3年に1回である。

35 国勢調査は人口動態統計である

35 □ ×：人口静態統計である。

36 有訴者率の最も高いのは肩こりである。

36 □ ×：腰痛である。

37 通院者率の最も高い傷病は高血圧症である。

37 □ ○

38 健康診断は二次予防である。

38 □ ○

39 肺がん検診は二次予防である。

39 □ ○

40 ポリオ予防接種は二次予防である。

40 □ ×：一次予防である。

41 ラジオ体操に毎日参加するのは一次予防である。

41 □ ○

42 食生活の改善は一次予防である。

42 □ ○

▶感染症の予防と消毒

☐ 病原体が宿主の体内に侵入して増殖することを（感染）といい、発熱などの症状があらわれた場合を（発症（発病））という。

☐ 病原体が体内に侵入してから最初の症状があらわれるまでの期間を（潜伏期）という。

☐ 感染症成立の3要因は（感染源）、（感染経路）、（感受性宿主）である。

☐ 感染して発症する割合を（感染発症指数）という。

☐ 動物からヒトに感染するような感染症を（人畜（獣）共通）感染症という。

☐ 感染症には、新たに出現した（新興感染症）や、再び増える恐れのある（再興感染症）がある。

☐ （検疫感染症）は病原体の海外からの侵入阻止を目的としている。

☐ 感染症法では（1類）〜（4類）感染症および（新型）インフルエンザと診断した場合、医師の届出義務や入院などの対応が定められている。

☐ （インフルエンザ）は、毎年冬季に流行を繰り返し、合併症による死亡例が報告され、高齢者施設における集団感染も問題化している。中でも（新型インフルエンザ）は（季節性インフルエンザ）と異なり抗原性が大きく急速な拡大を引き起こす。2009年の流行では、WHOは（パンデミック）を宣言した。

☐ 肝炎ウイルスの（A）型は、飲食物を介して経口感染する。

☐ 肝炎ウイルスの（B）型と（C）型は、将来、慢性肝炎、肝硬変、さらには肝がんになることもある。

☐ 新型インフルエンザ等の感染症を診断した医師は、直ちに（保健所長）を経由して（都道府県知事）に届け出なければならない。

☐ （結核）は空気感染し、かつては国民病と言われた。現在も年間約2万人もの発生があり、罹患率は欧米諸国の数倍で、特に（高齢者）が占める割合が大きい。

☐ 性的接触により感染するものを総じて（性感染症）といい、代表的なものに（エイズ）がある。

☐ 動物や飲食物等を介して人に感染し健康に影響を与える恐れがある感染症は（4類）感染症である。

☐ 麻疹ウイルスでは感染の早期に口腔内に（コプリック斑）がみられる。

☐ 風疹ウイルスでは妊娠3ヶ月以内の妊婦が感染すると（眼症状）（心疾患）などの症状を示す（奇形児）が生まれる可能性が高い。

☐ 院内感染において、抗生物質の効かない細菌、すなわち（薬剤耐性菌）の出現が問題になっており、その代表的なものに（MRSA）がある。また、感染力が弱い病原体が、感染に対して抵抗力の弱いヒトへの感染症を（日和見感染）という。

- ☐ 感染症の有無にかかわらず、すべての患者に適応される感染予防策を（スタンダードプリコーション）という。

- ☐ 院内感染予防の基本となるのは、スタンダードプリコーション（標準予防策）と（感染経路別予防策）を順守することである。

- ☐ 宿主の感受性対策には、（予防接種）や（免疫グロブリン）の使用などが有効である。

- ☐ 個体の免疫には、生まれつきの免疫である（先天性（自然））免疫と自ら獲得する（後天性（獲得））免疫がある。

- ☐ 後天性免疫には（能動）免疫と（受動）免疫がある。

- ☐ 予防接種には（勧奨接種）と法律によらない（任意接種）がある。

- ☐ ワクチンには、弱毒病原体を用いた（生ワクチン）と、病原体を殺し毒性をなくした上で、免疫を作るのに必要な成分を抽出した（不活化ワクチン）がある。そのほかに細菌が産生する毒素を抽出して、無毒化した（トキソイド）がある。

- ☐ 病原微生物を減らし感染を防止することを（消毒）、すべての微生物を死滅させることを（滅菌）という。

- ☐ 微生物の増殖を抑制し腐敗を防ぐことを（防腐）といい、（冷蔵）や（塩漬け）などがこれにあたる。

- ☐ 消毒は熱や光を利用する（理学的方法）と消毒薬などによる（化学的方法）に大別される。

- ☐ 日光消毒は日光に含まれる（赤外線）や（紫外線）を利用する消毒法である。

- ☐ 乾熱滅菌法は（160℃/2時間）～（190℃/30分）の条件で行う。

- ☐ 高圧蒸気滅菌法とは高圧蒸気釜（オートクレーブ）を用いた（滅菌法）で一般に（121）℃、（2）気圧、（20）分の条件で行う。

- ☐ 低温消毒法は（65℃）前後の温度で（30）分以上の条件で行う消毒法で、（牛乳）や（ワイン）などの消毒に利用される。

- ☐ 煮沸法では（100°C）のお湯で（15）分間以上加熱する。

★感染症の類型（1類～3類まで）

類型	対象疾患
1類 （7疾患）	エボラ出血熱、クリミア・コンゴ出血熱、南米出血熱、ペスト マールブルグ病、ラッサ熱、痘瘡
2類 （7疾患）	結核、急性灰白髄炎、ジフテリア、重症急性呼吸器症候群（SARS） 鳥インフルエンザ（H5N1・H7N9）、中東呼吸器症候群（MERS）
3類 （5疾患）	コレラ、細菌性赤痢、腸管出血性大腸菌感染症、腸チフス、パラチフス

2 ▶感染症の予防と消毒 Q&A

Question	Answer
1 患者の隔離は感染源対策である。	**1** ☐ ○
2 破傷風の感染源は主に土壌である。	**2** ☐ ○
3 手洗いは経口感染の予防に有効である。	**3** ☐ ○
4 デング熱は蚊が媒介する。	**4** ☐ ○
5 マラリアはウイルスによる感染症である。	**5** ☐ ×：マラリアは原虫感染症である。
6 ポリオは蚊が媒介する感染症である。	**6** ☐ ×：ポリオは経口感染する。
7 A型肝炎は集団感染になりやすい。	**7** ☐ ○
8 エボラ出血熱は感染症法2類に属する。	**8** ☐ ×：1類である。
9 結核は感染症法分類3類である。	**9** ☐ ×：2類である。
10 結核については保健所長に届け出る必要がある。	**10** ☐ ○
11 流行性脳脊髄膜炎は細菌感染で起こる。	**11** ☐ ○
12 エボラ出血熱は蚊が媒介する。	**12** ☐ ×：直接接触で感染する。
13 予防接種は感受性宿主対策である。	**13** ☐ ○
14 包虫症（エキノコックス症）は人畜共通感染症である。	**14** ☐ ○
15 潜伏期は感染症成立の３要因ではない。	**15** ☐ ○
16 ツツガ虫病は寄生虫である。	**16** ☐ ×：リケッチャである。
17 院内感染対策として破傷風は優先度が低い。	**17** ☐ ○
18 B型肝炎は垂直感染を起こす。	**18** ☐ ○
19 エイズはヒト免疫不全ウイルスによる感染である。	**19** ☐ ○
20 A型肝炎ウイルスは経口感染する。	**20** ☐ ○
21 ポリオは根絶されていない。	**21** ☐ ○

22 麻疹のワクチンは不活化ワクチンである。

22 ☐ ×：弱毒生ワクチンである。

23 日本脳炎の予防接種は定期接種である。

23 ☐ ○

24 MRワクチンは麻疹と風疹の混合ワクチンである。

24 ☐ ○

25 結核は不活化ワクチンを使用する。

25 ☐ ×：弱毒生ワクチンである。

26 最も確実な滅菌法は高圧蒸気滅菌法である。

26 ☐ ○

27 グルタラールは芽胞に有効でない。

27 ☐ ×：有効である。

28 次亜塩素酸ナトリウムはHBVに有効である。

28 ☐ ○

29 ヒビテンはグルコン酸クロルヘキシジンである。

29 ☐ ○

30 ポピドンヨードで皮膚の消毒ができる。

30 ☐ ○

31 煮沸法は芽胞に有効である。

31 ☐ ×：芽胞の滅菌は困難。

32 アルコールはB型肝炎ウイルスに無効である。

32 ☐ ○

33 予防接種は人工受動免疫である。

33 ☐ ×：人工能動免疫である。

34 日本脳炎はトキソイドワクチンが使われる。

34 ☐ ×：日本脳炎は不活化ワクチン

35 すべての微生物を死滅させることを消毒という。

35 ☐ ×：滅菌という。

36 次亜塩素酸ナトリウムは皮膚の消毒に使用できない。

36 ☐ ○

37 クレゾール石鹸液はB型肝炎ウイルスに有効である。

37 ☐ ×：無効である。

38 クレゾール石鹸液は結核菌に有効である。

38 ☐ ○

39 次亜塩素酸ナトリウムは吐しゃ物による汚染の消毒に用いられる。

39 ☐ ○

40 BCGワクチンは定期接種である。

40 ☐ ○

41 スタンダードプリコーションとは標準的予防策のことである。

41 ☐ ○

42 痘瘡は地球上から撲滅されていない。

42 ☐ ×：撲滅された。

3 ▶環境衛生・生活環境

- [ ] DDTなどの農薬が生物内に取り込まれて、小生物から大生物に移動し（食物連鎖）によって、上位の捕食者に移動し濃度が高くなっていくことを（生物濃縮）という。

- [ ] 地球の温暖化は（CO_2）の断熱作用によるところが大きい。

- [ ] 京都議定書は、1997年に京都で（CO_2）の排出削減を決めたものである。その後参加国すべてが削減に取り組む（パリ）協定が2015年に採択された。

- [ ] 温室効果ガスには（二酸化炭素）、（メタンガス）、（フロンガス）などがある。

- [ ] 成層圏のオゾン層の破壊は、（フロン）ガスが原因であり、その結果として紫外線の地表への照射量が増加し、人体への影響として（皮膚がん）の増加が懸念される。

- [ ] 一酸化炭素は赤血球の（ヘモグロビン）と酸素の約（250～300）倍の強さで結合するため組織への（酸素）欠乏を引き起こす。

- [ ] モントリオール議定書は、（フロンガス）の排出規制を決めたものである。

- [ ] フロンによってオゾン層が破壊されると（オゾンホール）が形成される。

- [ ] 硫黄酸化物や窒素酸化物が雨と共に地表に降下したものが（酸性雨）と呼ばれ、森林や湖沼などの生態系に影響を与えている。

- [ ] 森林資源の大量消費により（熱帯雨林）の減少が問題となっている

- [ ] 家畜の放牧や薪炭材の過剰な採取は、（砂漠化）の原因とされている。

- [ ] 温熱条件の要素は（気温）、（気湿）、（気流）、（輻射熱）の4つである。

- [ ] 感覚温度は（気温）、（気湿）、（気流）の組み合わせから求められる。

- [ ] 不快指数に必要な測定は（気温）と（気湿）である。

- [ ] 典型7公害とは、大気汚染、水質汚濁、土壌汚染、地盤沈下、騒音、振動、（悪臭）である。その中で環境基準が定められているのは（大気）、（水質）、（土壌）、（騒音）である。

- [ ] 水質汚濁によって住民の健康障害が発生した事例として熊本県で発生した（熊本水俣）病、阿賀野川流域で発生した（新潟水俣）病が挙げられる。これらは工場排水中の（メチル水銀）が原因であった。

- [ ] 富山県神通川流域で発生した（イタイイタイ）病は腎障害や骨軟化症を起こす公害病の一つであり、その原因は（カドミウム）であった。

- [ ] 石油コンビナートからの大気汚染で有名な公害事件は、（四日市喘息）である。

- [ ] 亜ヒ酸が鉱山から排出された慢性ヒ素中毒では、（皮膚がん）や肺がんなどがみられる。

- [ ] 温熱指標で熱中症予防に用いられているものに（湿球黒球温度指数（WBGT））がある。

- [ ] 大気汚染物質のうち発生源が主に工場であるのは（硫黄酸化物）であり、自動車が主な発生源となるのは一酸化炭素と（窒素酸化物）である。

- [ ] 光化学オキシダントとは、いわゆる光化学スモッグの原因となるもので、炭化水素類と（窒素酸化物）が（紫外線）によって反応し生成したものである。

- [ ] 大気中に漂う粒子状物質のうち、粒子径が10ミクロン以下のものを（浮遊粒子状）物質という。

- [ ] 大気汚染の影響は、（呼吸器）障害として現れることが多い。

- [ ] 浮遊粒子状物質（SPM）より粒子が小さく、肺の深部にまで入りやすく、現在問題になっているのは（PM2.5）である。

- [ ] ダイオキシンは（内分泌かく乱）物質の一つで、（一般廃棄物）の焼却などにより発生し、（発がん）性や催奇形性が指摘されている。

- [ ] たばこの煙には、（主流煙）と（副流煙）があり、4,000種以上の化学物質が含まれ、有害性は（副流煙）が（主流煙）より高い。

- [ ] 健康増進法によると、分煙対策として（受動喫煙）を防止するために必要な措置を講ずるように努めなければならない。

- [ ] わが国の上水道普及率は平成26年度で約（98）％である。

- [ ] わが国の下水道普及率は平成27年で約（78）％である。

- [ ] 浄水は、沈殿・（濾過）・消毒の過程を経て行われる。

- [ ] 水道水の消毒には、安価で強力な（塩素）が用いられる。上水道水は、給水栓末端で（遊離残留塩素濃度）を0.1ppm以上含まれていなければいけない。

- [ ] 水道法による水質基準で、水道水中に検出されてはならないと規定されているのは、（大腸菌）のみである。

- [ ] 水質汚濁の指標の一つに、水中に溶けている酸素の量（DO）があり、これは大きいほど清浄度が（高）い。

- [ ] 大きいほど有機物による汚染が著しいのは、（BOD）とCODである。

- [ ] 家庭・工場・農業排水が閉鎖水域へ流入することによって、その水域のリンや（窒素）が増加することを水の（富栄養化）という。

- [ ] 室内の空気汚染の指標には、（二酸化炭素）が用いられる。

- [ ] 室内の光量には、（開角）と（入射角）が関係し、開角は最小限度（4）～（5）°以上、入射角は（28）°以上が必要とされている。

- [ ] （シックハウス症候群）は室内空気汚染による健康障害の総称である。

171

3 ▶環境衛生・生活環境 Q&A

Question	Answer
1 熱帯雨林の減少は地球温暖化の原因の一つである。	**1** □ ○
2 ラムサール条約は野生動植物の取引に関する。	**2** □ ×：湿地保護に関する。
3 オゾン層の破壊に関係するものにモントリオール議定書がある。	**3** □ ○
4 ワシントン条約は湿地保護に関する。	**4** □ ×：野生動植物の取引に関する。
5 地球温暖化はマラリアの分布領域拡大をもたらす。	**5** □ ○
6 砂漠化の原因に酸性雨がある。	**6** □ ×：酸性雨は砂漠化とは関係ない。
7 酸性雨の主成分は二酸化炭素である。	**7** □ ×：硫黄酸化物や窒素酸化物である。
8 イタイイタイ病の原因は有機水銀である。	**8** □ ×：カドミウムが原因である。
9 イタイイタイ病は水質汚染である。	**9** □ ○
10 光化学オキシダントは二次汚染物質である。	**10** □ ○
11 内分泌かく乱物質の一つにダイオキシンがある。	**11** □ ○
12 公害に関する苦情で多いのは悪臭である。	**12** □ ×：騒音と大気汚染が多い。
13 川崎病も公害による健康被害である。	**13** □ ×：川崎病は小児の病気である。
14 最近、世界の温室効果ガスの排出量は減少している。	**14** □ ×：増加している。
15 PM2.5は浮遊粒子状物質と呼ばれる。	**15** □ ×：微小粒子状物質といわれる。
16 四日市喘息の大気汚染物質は主に硫黄酸化物による。	**16** □ ○
17 二酸化窒素は光化学オキシダントの原因物質である。	**17** □ ○
18 PCBは有機塩素系農薬である。	**18** □ ×：農薬ではない。
19 宮崎土呂久鉱害は慢性ヒ素中毒である。	**19** □ ○

20 環境基準は「環境基本法」で規定されている。　20 □ ○

21 ダイオキシンはタバコの煙に含まれない。　21 □ ×：含まれる。

22 水俣病は食物連鎖による生物濃縮と関係する。　22 □ ○

23 健康増進法では受動喫煙の防止について定めている。　23 □ ○

24 現在、成人男性の喫煙率は増加傾向にある。　24 □ ×：減少している。

25 喫煙率は国民健康・栄養調査から表される。　25 □ ○

26 妊産婦の喫煙は胎児の発育に悪影響を与える　26 □ ○

27 慢性閉塞性肺疾患（COPD）は喫煙と関係ない。　27 □ ×：関連する。

28 水道の塩素消毒によりトリクロロエチレンが生成される。　28 □ ×：トリハロメタンが生成される。

29 水質汚濁に関する生物化学的酸素要求量はCODである。　29 □ ×：BODである。

30 室内空気の汚染の標準にはCO_2が使われる。　30 □ ○

31 溶存酸素量（DO）が大きいほど水の汚れが大きい。　31 □ ×：汚れが小さい。

32 化学的酸素要求量（COD）が高いほど汚染度が高くなる。　32 □ ○

33 大腸菌は水質基準項目に入っている。　33 □ ○

34 下水処理で使用される活性汚泥法は嫌気性処理である。　34 □ ×：好気性処理である。

35 大気中の酸素量は約21％である。　35 □ ○

36 大気中で最も多いのは窒素である。　36 □ ○：約78％を占める。

37 一般廃棄物の責任者は市町村である。　37 □ ○

38 注射針は感染性一般廃棄物として扱う。　38 □ ×：感染性産業廃棄物として扱う。

39 放射線の人体への被ばくを示す単位はベクレルを使用する。　39 □ ×：シーベルトを用いる。

40 シックハウス症候群の原因にダニがある。　40 □ ○

4 ▶食品衛生

☐ 食中毒とは、何かを食べたことにより起こる（胃腸症状）を主とした（発熱）、（神経症状）などをいう。

☐ 食中毒を診断した医師は直ちに（保健所）に届け出る。保健所長は（都道府県知事）に報告する。

☐ 神経毒を持つ代表的な食中毒の原因は、（フグ毒）と（ボツリヌス）である。

☐ 食中毒の原因は、細菌、（自然毒）、化学物質の3つに分類される。

☐ 食中毒の原因となる細菌は、（感染）型と（毒素）型に分類される。

☐ 食中毒の事件数で多いのは（カンピロバクター）と（ノロウイルス）、患者数では（ノロウイルス）である。

☐ 魚介類の生食が食中毒原因となる場合、主に（腸炎ビブリオ）という好塩性の細菌による。

☐ 肉類、卵、乳製品が食中毒の原因となる場合、その原因菌は（サルモネラ）による可能性が高い。

☐ ヒトの化膿巣からの食物汚染が問題になるのは（ブドウ球菌）で、（エントロトキシン）という毒素を産生する。

☐ 食中毒の原因菌で潜伏期間が最も短いのは（ブドウ球菌）である。

☐ BSE（牛海綿状脳症）の病原体は（異常プリオン）である。

☐ 鶏肉、牛肉、生乳が原因で件数が多く、潜伏期が長い感染型食中毒は（カンピロバクター）である。

☐ 食中毒の原因食品で最も多いのは（魚介類）である。

☐ 腸管出血性大腸菌は（ベロ毒素）を産生する大腸菌で代表が（O-157）である。

☐ 廃棄物処理において、廃棄物の減量化と（リサイクル）の推進は重要である。

☐ 一般廃棄物の処理責任は、（市町村）である。

☐ 産業廃棄物の処理は、（事業者）の責任となっている。

☐ 医療廃棄物は、（特別管理廃棄物）として厳しい扱いを定めている。

☐ 血液等が付着したガーゼ等は（感染性一般廃棄物）として、注射針やメスは（感染性産業廃棄物）として扱われる。

☐ 感染性廃棄物を保管する容器には（バイオハザード）マークを付けるよう定められている。

4 ▶ 食品衛生 Q&A

Question	Answer
1 最近、食中毒患者で最も多いのはノロウイルスによる	**1** ☐ ○
2 腸炎ビブリオは鶏卵・鶏肉が感染源である。	**2** ☐ ×：鶏卵・鶏肉が原因になるのはサルモネラによる。
3 腸管出血性大腸菌ベロ毒素を産生する。	**3** ☐ ○
4 黄色ブドウ球菌はテトロドトキシンという毒素を産生する。	**4** ☐ ×：テトロドトキシンはフグ毒。黄色ブドウ球菌の毒素はエンテロトキシン
5 ノロウイルスは患者の吐物から感染する。	**5** ☐ ○
6 日本の食料の輸入割合はエネルギーベースで50%以下である。	**6** ☐ ×：約60%は輸入による。
7 ボツリヌス菌は毒素型細菌性食中毒を起こす。	**7** ☐ ○
8 カンピロバクターは毒素型食中毒の原因となる。	**8** ☐ ×：感染型食中毒である。
9 黄色ブドウ球菌の毒素は加熱が有効である。	**9** ☐ ×：耐熱性であるので無効である。
10 ウイルスによる食中毒は夏季に多い。	**10** ☐ ×：冬に多い。
11 成人の食塩摂取量は目標摂取量を下回っている。	**11** ☐ ×：上回っている。
12 黄色ブドウ球菌による食中毒は潜伏期が短い。	**12** ☐ ○
13 感染型食中毒に抗菌薬は無効である。	**13** ☐ ×：有効である。
14 腸管出血性大腸菌の代表がO-157である。	**14** ☐ ○
15 ボツリヌス菌は好気性芽胞菌である。	**15** ☐ ×：嫌気性である。
16 カンピロバクター食中毒の潜伏期は6〜12時間である。	**16** ☐ ×：2〜7日間と長い。
17 国民健康・栄養調査は市町村が行う。	**17** ☐ ×：毎年国が保健所を通して行う。
18 1日の食塩摂取量の目標値は男8g、女7gである。	**18** ☐ ○

5 ▶母子保健・学校保健

母子保健

☐ 母子の一貫した総合的な母子保健対策を推進するため、（母子保健）法が昭和40年に制定された。

☐ 母子保健法では、（保健指導）、（健康診査）、医療、その他の措置が講じられる。

☐ 妊娠した者は、（市町村長）へ妊娠の届け出を行う義務があり、それによって（母子健康手帳）が交付される。

☐ 妊産婦健康診査、（乳幼児健診）、1歳6か月健診、そして（3歳児健診）は（市町村）が行う。

☐ 2,500g未満の新生児は（低体重児）として保護者は市町村に届け出なければならない。

☐ 周産期死亡は（妊娠満22週以後の死産）と（生後1週未満の早期新生児死亡）を合わせたものをいう。

☐ 妊産婦死亡や周産期死亡の主な原因として（妊娠高血圧症候群）があり、その治療に対して、医療援助が行われている。

☐ 乳児死亡は（生後1年未満の死亡）で通常（出生千）に対する比率で観察され（2.0）[※]と世界有数の低率国である。　※2016年

☐ 現在、乳児死亡の原因の一位は（先天奇形・変形および染色体異常）である。

☐ 原因不明の乳幼児の突然死を（乳幼児突然死症候群（SIDS））という。

☐ 幼児死亡は幼児（1〜4歳）の死亡率の事で、該当年齢人口（10万）に対する比率で表す。

☐ 幼児死亡原因の第1位は（不慮の事故）である。

☐ 妊娠満（12週以降）の死児の出産を死産といい、（自然死産）と（人工死産）に分けられる。
※人工死産（＞）自然死産

☐ （健やか親子21）は、21世紀の母子保健のビジョンであり、（健康日本21）の一翼を担う。

☐ 母子健康手帳には（健康記録）とともに（育児情報）が提供されている。

☐ 子供に対する虐待が増加しているため（児童虐待防止法）が制定された。

学校保健

☐ 学校保健の対象となるのは、園児、児童、生徒、学生そして（教職員）である。

☐ 学校保健は教育活動としての（保健教育）と健康を保持増進するためのサービス活動としての（保健管理）に大別され、前者は主に（学習指導要領）に、後者は（学校保健安全法）に基づいて行なわれる。

☐ 学校保健教育には教科としての（保健学習）や教科外の（保健指導）がある。

☐ 学校における健康診断には（就学時）健康診断、（定期）健康診断、（臨時）健康診断などがある。

☐ 定期健康診断は毎学年の（6月末）までに実施しなければならない。

☐ 就学時の健康診断は（就学4か月前）までに（市町村教育委員会）が実施する。

☐ 健康相談は健康診断と異なり（個人）を対象とし、第一型は（医師）が担当、第二型は（カウンセラー or 養護教諭）が担当する。

☐ （校長）、（保健主事）、（養護教諭）、（学級担任）、（栄養教諭）などは常勤の学校保健関係職員である。

☐ （学校医）、（学校歯科医）、（学校薬剤師）は非常勤の学校保健関係職員である。

☐ 学校保健の総括責任者は（学校長）である。

☐ 学校医・学校歯科医・学校薬剤師は（学校保健安全計画）の立案に参加する。

☐ （保健主事）は学校保健活動の計画・調整・推進に関与する。

☐ 栄養指導、給食管理、食育推進等を常勤の（栄養教諭）が担当する。

☐ 学校での感染症の流行を防ぐため、出席停止基準を決めているのは（学校保健安全法）法である。

☐ 学校感染症は、（1）～（3）種に分類される。

☐ 出席の停止の権限を持つのは（学校長）である。

☐ インフルエンザでは、発症後（5）日を経過し、かつ解熱した後（2）日を経過するまで登校できない。

☐ （麻疹）では解熱後3日を経過するまで登校できない。

☐ （風疹）では発疹が消失するまで登校できない。

☐ 親の虐待で負傷した児童の通告は（福祉事務所）か（児童相談所）に通告する。

☐ 学校保健の対象である年齢層の死亡はすべての年齢層のうちで最も（低く）、主な死因は（不慮の事故）、悪性新生物、自殺などである。

☐ 学校における定期健康診断の結果、被患率1位は（う歯）であるが、減少傾向にある。一方、脊柱側弯症や（裸眼視力1.0未満）は増加傾向にある。

5 ▶ 母子保健・学校保健 Q&A

Question	Answer
1 低出生体重児は2,000g未満の乳児をいう。	**1** □ ×：2,500g未満をいう。
2 低体重児は市町村に届け出る。	**2** □ ○
3 乳児死亡率はその国の健康水準を示す。	**3** □ ○
4 死産とは妊娠満12週以後の死児の出産をいう。	**4** □ ○
5 乳児死亡とは生後半年以内の死亡をいう。	**5** □ ×：生後1年未満をいう。
6 妊産婦の死亡の主な原因は出血と妊娠高血圧症候群である。	**6** □ ○
7 妊娠の届け出は都道府県知事に行う。	**7** □ ×：市町村長に行う。
8 母子健康手帳は市町村から交付される。	**8** □ ○
9 低出生体重児が生まれたら医師は都道府県に届ける。	**9** □ ×：保護者が届ける。
10 養育の放棄は児童虐待にはならない。	**10** □ ×：養育放棄は児童虐待である。
11 未熟児に対しては養育医療が行われる。	**11** □ ○
12 未熟児と低体重児は同じである。	**12** □ ×：未熟児は身体発育が未熟なまま生まれた乳児
13 生後1週未満の死亡を早期新生児死亡という。	**13** □ ○
14 学校の定期健康診断は毎年1回6月末までに行う。	**14** □ ○
15 小学校入学後も母子保健法の対象となる。	**15** □ ×：学校保健の対象となる。
16 学校保健業務に携わる非常勤職員に保健主事がある。	**16** □ ×：保健主事は常勤である。
17 学校職員の健康診断は学校保健法に基づき行われる。	**17** □ ×：学校保健法は改正され学校保健安全法になった。
18 学校感染症は学校感染症法に基づいて行われる。	**18** □ ×：学校保健安全法に基づく。
19 学校医は学校保健の最高責任者である。	**19** □ ×：学校長が最高責任者である。

6 ▶産業保健

□ 労働衛生の目的である "労働者の安全と健康" は、（WHO）と（ILO）により採択された。

□ 労働衛生対策の基本となる労働衛生3管理とは、（作業環境管理）、（作業管理）、（健康管理）である。

□ 作業環境中の有害因子を除去または低下させることを（作業環境管理）という。

□ 労働要因が主要な原因となって発生する疾患を（職業病）という。

□ 業務上疾病者数を疾病分類別に見ると、1位は「負傷に起因する疾病」であり、その中で（災害性腰痛）が最多である。

□ 労働条件の最低基準を定めた法は、（労働基準）法である。

□ 50人以上の労働者を使用する事業場は、非常勤の（産業医）を選任する必要がある。

□ （労働安全衛生）法によって、有害因子を取り扱う業務に従事する労働者への（特殊健康診断）の実施が事業者に義務づけられている。

□ じん肺の特殊健康診断は、（じん肺）法で義務づけられている。

□ （熱中症）は高温条件下での障害で、けいれんや意識障害を起こす。

□ 潜水夫が海面に急に浮上すると、体内で減圧による（窒素）の気泡化が起こり、小血管や神経の圧迫が出現するが、これを（減圧）症という。

□ 騒音性難聴の初期の所見として（4,000）Hz付近での聴力低下がみられる。

□ 電動のこぎり（チェーンソー）の手指への振動による障害で有名な疾患を（白ろう）病という。

□ 酸欠とは、酸素濃度が（18）％未満になった状態をいう。

□ じん肺の代表的な疾患に、珪肺と（石綿（アスベスト））肺があり、前者では結核の合併が、後者では（肺がん）や（悪性中皮腫）の続発が問題である。

□ 放射線障害には（晩発性）影響と（次世代）影響がある。

□ 有機溶剤は、経気道的吸収が主であり、トルエン・キシレンによる障害は中枢神経障害、ベンゼンは（再生不良貧血）を生じる。

□ ＶＤＴ作業による健康障害には（眼精）疲労、（頸肩腕）障害などがある。

□ トータル・ヘルスプロモーション・プラン（THP）は（労働安全衛生）法に規定されている。

□ トータル・ヘルスプロモーション・プラン（THP）は（運動指導）、（保健指導）、（メンタルヘルス）、（栄養指導）が行われる。

6 ▶産業保健 Q&A

Question	Answer
1 業務上疾病で最も多いのは「負傷に起因する疾病」である。	**1** ☐ ○
2 「負傷に起因する疾病」で最も多いのは腰痛である。	**2** ☐ ○
3 産業保健は保健所が担当する。	**3** ☐ ×：労働基準監督署である。
4 特殊健康診断は年に1回行われる。	**4** ☐ ×：6か月に1回行う。
5 産業医は労働基準法に規定されている。	**5** ☐ ×：労働衛生安全法である。
6 業務上疾病の認定は産業医が行う。	**6** ☐ ×：各都道府県労働局長が行う。
7 労働時間の把握は「作業管理」に該当する。	**7** ☐ ○
8 電離放射線による晩発性影響としては悪性新生物がある。	**8** ☐ ○
9 頸肩腕障害はVDT作業と関係する。	**9** ☐ ○
10 六価クロムによる職業がんとして皮膚がんが生じる。	**10** ☐ ×：肺がんである。
11 振動障害ではレイノー現象がみられる。	**11** ☐ ○
12 振動工具を扱う作業はじん肺に関係する。	**12** ☐ ×：白ろう病と関係する。
13 業務上疾病別件数で最も多いのはじん肺である。	**13** ☐ ×：腰痛である。
14 アスベストは肺がんを引き起こす。	**14** ☐ ○
15 潜函作業で難聴が起こる。	**15** ☐ ×：減圧症が起こる。
16 職場におけるストレスチェック制度がある。	**16** ☐ ○
17 職場における「作業姿勢の工夫」は作業管理に該当する。	**17** ☐ ○
18 酸素濃度21%未満を酸欠という。	**18** ☐ ×：18%未満をいう。
19 ベンゼンは再生不良性貧血を引き起こす。	**19** ☐ ○

- [ ] 第二次大戦後、我が国の主要死因および疾病構造は、感染性疾患から悪性新生物、心疾患、脳血管疾患などのいわゆる（生活習慣病）に変化した。

- [ ] 主な生活習慣病には、（がん）、（糖尿病）、（高血圧症）、（脂質異常症）、（肥満）、（脳血管疾患（脳卒中））、（心疾患）などがある。

- [ ] ガン、心疾患、脳血管疾患の3大死因は、国民総死亡の約（5）割を占めている。

- [ ] 生活習慣病の発症要因には（環境）要因、（遺伝）要因、（生活習慣）要因がある。

- [ ] 生活習慣の生活習慣とは（食生活）、（運動）、（喫煙）、（飲酒）、（休養）などがある。

- [ ] 高齢者が要介護になる原因の第1位は（認知症）、第2位は（脳血管疾患）である（国民生活基礎調査 2019年）。

- [ ] BMIが（25）以上を肥満としている。

- [ ] 生活の中でガンに寄与する要因で、食生活とタバコが約（60）％を占める。

- [ ] ガンによる死亡者が多いのは（肺がん）、（大腸がん）、（胃がん）である。

- [ ] ピロリ菌（ヘリコバクター・ピロリ）感染は（胃がん）の発生のリスクを高める。

- [ ] 肺ガンの危険因子には（喫煙）、大気汚染などがある。

- [ ] 紫外線は、（皮膚がん）の危険因子である。

- [ ] 悪性新生物の年齢調整死亡率は男女とも年々（減少）傾向にある。

- [ ] 虚血性心疾患のリスクファクターは（脂質異常症）、（高血圧）、（喫煙）（糖尿病）、（肥満）である。

- [ ] 高血圧とは、収縮期血圧が（140）mmHg以上または拡張期血圧が（90）mmHg以上をいう。

- [ ] 喫煙が危険因子となる疾患に（肺がん）、（胃がん）、（食道がん）などが挙げられる。

- [ ] ウイルスが原因となって生じるガンには（子宮頸がん）、（肝がん）などが挙げられる。

- [ ] 死の四重奏と呼ばれるのは（肥満）、（高血圧症）、（糖尿病）、（脂質異常症）で、これらが重なった場合は死亡率が高くなる。

- [ ] 米国では、高血圧は（サイレント）キラー（沈黙の殺し屋）といわれる。

- [ ] 糖尿病に対する治療は、まず（食事）療法と（運動）療法である。

- [ ] 加齢性疾患による運動器の障害により日常生活の自立度が低下し、要介護状態になることを（ロコモティブシンドローム）という。

181

- [ ] 適度の飲酒と運動は（HDL）コレストロールを上昇させるという報告がある。

- [ ] 日本の高齢者の自殺率は諸外国と比較して（高）い。

- [ ] 認知症の原因には、（アルツハイマー型）と（脳血管障害）があるが、我が国では、（アルツハイマー型）が最多である。

- [ ] 老人保健法は廃止され、今は（高齢者医療確保）法と改正された。

- [ ] 高齢者医療確保法に基づき、40歳から74歳までの人については（特定健診）および（特定保健指導）として実施されている。

- [ ] 特定健康診査は（メタボリックシンドローム）健診である。

- [ ] 特定健診・特定保健指導は（医療保険者）にその実施を義務づけている。

- [ ] 後期高齢者医療制度の対象は、（75）歳以上の高齢者が対象である。

- [ ] 介護保険の保険料は（40）歳以上のすべての国民が支払い、強制加入である。

- [ ] 介護保険法における介護認定は要支援が（2）段階に、要介護が（5）段階に分類されている。

- [ ] 介護保険では、（65）歳以上の第1号被保険者と（40）歳以上（65）歳未満の第2号被保険者に分けられる。

- [ ] 地域の高齢者の各種相談に応じて、趣味活動やレクレーション等を行う拠点として（老人福祉）センターがある。

- [ ] 介護保険給付を受けるには市町村に設置されている（介護認定審査会）において（要介護認定）を受ける。

- [ ] 介護保険の認定には（コンピューター）による一次判定と主治医の（意見書）が必要とする二次判定がある。

- [ ] 介護保険の介護サービス計画（ケアープラン）は本人自身か、あるいは（ケアマネジャー）によって立てられる。

- [ ] 介護保険施設には（介護老人福祉施設（特別養護老人ホーム））（介護老人保健施設）、（介護医療院）、（介護療養型医療施設）がある。
  ※介護療養型医療施設は廃止が決まっており、他の介護保険施設へ転換される予定だが、現在経過措置期間（2024年3月まで）となっている。

- [ ] 高齢者の肺炎には、（誤嚥性肺炎）が多く、定期的な（口腔ケア）が重要である。

- [ ] 平成元年から高齢者の歯科保健では、（8020）運動が提唱されている。

- [ ] 高齢者の虐待では（市町村）に通報する。

7 ▶成人・高齢者保健 Q&A

Question	Answer
1 特定健康診査はメタボ健診である。	**1** ☐ ○
2 胃がんの年齢調整死亡率が増加している。	**2** ☐ ×：減少している。
3 LDLコレステロールは虚血性心疾患の抑制因子である。	**3** ☐ ×：促進因子である。
4 ヘリコバクターピロリ菌は胃がんの危険因子である。	**4** ☐ ○
5 乳がんの死亡率は横ばいである。	**5** ☐ ×：上昇している。
6 高齢者が要介護になる主な原因として認知症や脳血管疾患があげられる。	**6** ☐ ○
7 脳卒中で一番多いのは脳出血である。	**7** ☐ ×：脳梗塞である。
8 日本での糖尿病の多くは1型糖尿病である。	**8** ☐ ×：2型糖尿病である。
9 メタボリックシンドロームは皮下脂肪症候群のことである。	**9** ☐ ×：内臓脂肪症候群である。
10 腹囲はメタボリックシンドロームの判定項目に含まれる。	**10** ☐ ○
11 特定保健指導は特定健康診査後に必要に応じて行われる。	**11** ☐ ○
12 高齢者の結核患者数は減少している。	**12** ☐ ×：増加している。
13 後期高齢者とは75歳以上の者である。	**13** ☐ ○
14 要介護認定区分では、要支援は5段階までである。	**14** ☐ ×：要支援は2段階
15 介護保険は市町村が保険者である。	**15** ☐ ○
16 20歳以上は介護保険料納付の義務を負う。	**16** ☐ ×：40歳以上の者
17 要介護認定は市町村に申請する。	**17** ☐ ○
18 介護給付には上限がない。	**18** ☐ ×：上限が設けられている。

8 ▶精神保健

□ 地域における精神保健活動の第一線機関は（保健所）である。これを技術面で指導・援助する機関として都道府県ごとに（精神保健福祉センター）が設けられている。

□ 統合失調症やうつ病など精神疾患と診断された者は（精神障害者）と呼ばれる。

□ 精神障害者の社会復帰の相談に応じる専門職として国家資格の（精神保健福祉士）がいる。

□ 精神障害者の入院で最も多いのは（統合失調症）であり、外来患者で多いのは（気分障害）である。

□ 精神障害者の（措置）入院と（通院）医療には、その医療費の一部を公費負担する制度がある。

□ 原因不明で、遺伝要因が大きく妄想や幻覚などが特徴の精神疾患は（統合失調症）である。

□ （気分障害）では気分が異常に高揚した状態を（躁状態）、気分が沈み込み不安が強い状態を（鬱状態）といい、この両方かあるいはどちらかが周期的に現れる。

□ 精神的要因の関与の特に大きい身体疾患を（心身症）という。

□ 大災害や突発事件などに遭遇した後に生じる精神障害を（心的外傷後ストレス障害（PTSD））という。

□ 発達障害のひとつでコミュニケーション能力や社会性に障害があり、対人関係がうまくいかない障害に（アスペルガー）症候群がある。

□ 精神保健福祉法による入院形態には（任意入院）、（医療保護入院）、（措置入院）などがある。

□ （任意入院）は（患者本人）の同意に基づく入院である。

□ 精神保健福祉法による入院形態のうち最も患者数が多い入院形態は（任意）入院である。

□ （医療保護入院）は（精神保健指定医）による診察の結果、精神障害と診断され入院の必要があると認められた者を（保護者）の同意がある場合に、患者自身の同意がなくても入院させることができるものである。

□ （措置入院）とは2人の（精神保健指定医）が診察により自傷他害の恐れがあると診断した場合に行われる入院である。

□ PTSDで体験を再体験することを（フラッシュバック）という。

□ 2005年に（障害者自立支援）法が成立し、その後効率をよくする目的で精神障害者に対する福祉サービスは身体障害、知的障害に対する福祉サービスと一元化し、2012年にはこれが廃止され（障害者総合支援）法が成立した。

8 ▶精神保健 Q&A

Question	Answer
1 自殺の死亡率は高年齢層が高い。	**1** ☐ ○
2 精神科病院の入院患者で多いのは気分障害である。	**2** ☐ ×：統合失調症である。
3 精神障害による外来で最も多いのは統合失調症である。	**3** ☐ ×：気分障害である。
4 「自傷他害のおそれがある」場合は措置入院となる。	**4** ☐ ○
5 措置入院は精神障害者本人の同意に基づいた入院である。	**5** ☐ ×：同意に基づかない。
6 精神障害者の入院では、任意入院が多い。	**6** ☐ ○
7 任意入院では、保護者の同意が必要である。	**7** ☐ ×：本人の同意が必要。
8 緊急措置入院は保護者の同意を必要とする。	**8** ☐ ×：同意を必要としない。
9 入院受療率は精神障害が悪性新生物より高い。	**9** ☐ ○
10 認知症では獲得された認知機能が損なわれている。	**10** ☐ ○
11 うつ病では考想伝播がみられる。	**11** ☐ ×：考想伝播は統合失調症でみられる。
12 うつ病では罪責妄想がみられる。	**12** ☐ ○
13 PTSDは日常のストレスが起因する。	**13** ☐ ×：災害時や事故時のストレスが起因する。
14 精神保健指定医は入院に関与する。	**14** ☐ ○
15 統合失調症は以前、精神分裂病と呼ばれていた。	**15** ☐ ○
16 精神保健法は精神保健福祉法に改正された。	**16** ☐ ○
17 双極性障害はうつ病のことである。	**17** ☐ ×：躁うつ病のことである。
18 精神保健福祉センターは精神障害者の二次予防を行う。	**18** ☐ ×：三次予防である。
19 医療保護入院は患者の意思により入院する。	**19** ☐ ×：保護者の同意により入院できる。
20 各都道府県には精神保健福祉センターがある。	**20** ☐ ○

9 ▶地域保健と国際保健

地域保健

☐ 平成6年に保健所法は改正され（地域保健法）が新たに成立した。

☐ 地域保健は（保健所）、（市町村保健センター）を中心に行う。

☐ 保健所の業務は、（地域保健法）により規定され、保健所を設置できるのは（都道府県）ならびに（東京都特別区）、（政令市）である。

☐ 住民に対して対人保健サービスを行う拠点として、全国の市町村に（市町村保健センター）が設置されている。

☐ 保健医療計画の作成は（都道府県知事）がおこなうことが義務づけられている。
※保健医療計画⇒地域医療計画の推進体制、地域医療需要の現状分析、医療圏の設定など

☐ 専門的な見地からみて必要な施策を（ニーズ）、住民がしてほしい事を（ディマンド）という。

☐ 最近の地域社会の変化として（農村社会の縮小）、（都市化）、（ネットワーク社会）、（核家族化）、（単身世帯化）などがあげられる。

☐ 地域保健活動の進め方は（現状把握）、（計画）、（実施）、（評価）、（改善）の5段階に分けられこの順で実施される。

国際保健

☐ WHOは（World Health Organization）の略で世界的な保健機関である。（ジュネーブ）に本部が設置されている。

☐ WHOの活動として（感染症対策）、（世界各国の衛生統計）、（水質などの基準作成）、（医薬品供給）、（技術協力）、（研究開発）などがあげられる。

☐ 民間のシンクタンクである（ローマ・クラブ）は（成長の限界）という本を著し、『経済成長には限界がある』という警告を発した。

☐ 二国間医療協力の中で、行政上の調整や技術などの情報交換などを行い、自国の向上を目的にするものを（国際交流）という。

☐ 二国間医療協力の中で人的あるいは物的な資源を提供して、相手国の向上を目的にするものを（国際協力）という。

☐ JICAは（国際協力機構）、ODAは（政府開発援助）の略である。

9 ▶地域保健と国際保健 Q&A

Question	Answer
1 生活保護は保健所の業務でない。	**1** ☐ ○
2 保健所の設置は市町村がおこなう。	**2** ☐ ×：都道府県、東京都特別区、政令市
3 保健所は医療保険に関する事項を行う。	**3** ☐ ×：社会保険事務所や市町村が扱う。
4 保健所の業務は健康増進法に定められている。	**4** ☐ ×：地域保健法に定められている。
5 市町村保健センターは主として地域全体の一次予防を行う。	**5** ☐ ○
6 保健医療計画の作成は市町村長がおこなうことが義務づけられている。	**6** ☐ ×：都道府県知事
7 地域保健において、専門的な見地からみて必要な施策をニーズという。	**7** ☐ ○
8 プライマリ・ケアはヘルシンキ宣言で採択された。	**8** ☐ ×：アルマ・アタ宣言
9 最近の地域社会の変化として農村社会の縮小、都市化、核家族化、単身世帯化などがあげられる。	**9** ☐ ○
10 WHOの本部はニューヨークに設置されている。	**10** ☐ ×：ジュネーブ（スイス）
11 保健統計の収集は世界保健機関(WHO)の活動の1つである。	**11** ☐ ○
12 労働者の健康増進は世界保健機関(WHO)の活動の1つである。	**12** ☐ ×：WHOの活動は感染症対策、世界各国の衛生統計、水質などの基準作成、医薬品供給、技術協力、研究開発など
13 ローマ・クラブは『成長の限界』によって『経済成長には限界がある』という警告を発した。	**13** ☐ ○
14 二国間医療協力の中で、行政上の調整や技術などの情報交換などを行い、自国の向上を目的にするものを国際協力という。	**14** ☐ ×：国際協力→国際交流
15 JICAは政府開発援助のことである。	**15** ☐ ×：政府開発援助 → 国際協力機構
16 国際協力機構（JICA）は二国間協力に関する事業に携わっている。	**16** ☐ ○

10 ▶ 衛生行政と保健医療制度

衛生行政

- □ 衛生行政活動は（一般衛生行政）、（学校保健行政）、（労働衛生行政）の3分野に大別される。

- □ 衛生行政は（生存権）が定められた憲法（25）条に基づいて行われる。

- □ 衛生行政機構

一般衛生行政	国 ‐ 都道府県 ‐ 保健所 ‐ 市町村
労働衛生行政	厚生労働省（労働基準局）‐ 都道府県労働局 ‐ 労働基準監督署 ‐ 事業所
学校保健行政	文部科学省 ‐ 都道府県教育員会 ‐ 市町村教育員会 ‐ 学校

  ※環境行政は環境省 ‐ 都道府県公害・環境保全主管部局の順

- □ 都道府県の関連機関として（精神保健福祉センター）、市町村の関連機関に（母子健康センター）、（老人福祉センター）などがある。

- □ 医療法は（医療施設の適切な配置）、（医療施設の人的構成）、構造設備、管理体制などの規制、法人に関する規制などを定めている。

- □ 病院とは（20）床以上の入院施設を有するものであり、それよりベッド数の少ない医療施設を（診療所）という。

- □ 医療法による医療提供施設とは、病院、診療所、地域医療支援病院、（特定機能病院）をいう。

- □ 都道府県は地域医療計画を作り、一次から三次（医療圏）を設定している。（三次医療圏）は都道府県を単位として設定されている。

- □ 平成17年に災害拠点病院と救命救急センターを中心に（DMAT）と呼ばれる災害派遣医療チームが組織された。

- □ 医療従事者には（業務独占）と（名称独占）の職種があり、柔道整復師は（業務独占）権を有している。

保健医療制度

- □ わが国の社会保険には（医療保険）、（年金保険）、（労働者災害保険）、（雇用保険）、（介護保険）がある。

- □ わが国の医療保険は、強制加入で（国民皆保険制度）と呼ばれ、被用者とその家族のための（被用者保険）と一般住民を対象とする（国民健康保険）、および75歳以上を対象とする（後期高齢者医療制度）があり、医療給付は（現物給付）を原則とする。

- □ 国民医療費は国民が医療機関で傷病治療のため支払った費用で（増加）傾向にある。

10 ▶ 衛生行政と保健医療制度 Q&A

Question	Answer
1 日本国憲法第25条に生存権が定められている。	**1** ☐ ◯
2 我が国の一般衛生行政の機構は『国-都道府県-保健所-市町村』となる。	**2** ☐ ◯
3 我が国の労働衛生行政の機構は『厚生労働省（労働基準局）-労働基準監督署 - 都道府県労働局 - 事業所』となる。	**3** ☐ ×：厚生労働省（労働基準局）-都道府県労働局 - 労働基準監督署 - 事業所
4 精神保健福祉センターは市町村の関連機関である。	**4** ☐ ×：都道府県
5 一次次医療圏は都道府県を単位として設定されている。	**5** ☐ ×：一次 → 三次
6 医療法に医師免許の得喪、業務範囲などの記載がある。	**6** ☐ ×：医療法 → 医師法 ※医療法は医療施設の規定、良質な医療提供のための体性の整備などについての法律である。
7 社会保険には介護保険を含めて現在5つある。	**7** ☐ ◯
8 医療保険には職域保険（被用者保険）と地域保険（国民健康保険）がある。	**8** ☐ ◯
9 健康診断は医療保険の対象である。	**9** ☐ ×：医療保険外である。
10 予防接種は医療保険の対象外である。	**10** ☐ ◯
11 年金は社会保障には含まれない。	**11** ☐ ×：含まれる。
12 我が国は国民皆保険制度である。	**12** ☐ ◯
13 医療保険では現物給付が行われる。	**13** ☐ ◯
14 国民医療費には介護保険の費用も含まれる。	**14** ☐ ×：含まれない。
15 傷病別一般診療医療費で最も多いのは循環器系の疾患である。	**15** ☐ ◯
16 我が国の医療保険制度において労働組合は保険者となる。	**16** ☐ ×：社会保険組合や市町村などが保険者となる。

▶医療の安全の確保と疫学

医療の安全の確保

- ☐ インフォームド・コンセントは（説明と同意）と訳される。

- ☐ 医療従事者の過失の有無にかかわらず、医療の全過程において発生するすべての人身事故を（医療事故）という。　※患者のみならず、医療従事者に被害が生じた場合も含む!!

- ☐ （医療事故）のなかで、医療従事者が当然払うべき業務上の注意義務を怠ったことで患者の生命身体に被害を与えたものを（医療過誤）という。

- ☐ 医療行為の過失はあったが、事故に至らなかったものを（ヒヤリ・ハット事例）という。

- ☐ 医療裁判では（民事）上、（刑事）上、（行政）上の3つの法的責任を問われる。

- ☐ インフォームド・コンセントは（医療法）に記載されている。

疫学

- ☐ 集団における健康障害を観察し、その発生要因を明らかにする研究方法を（疫学）という。

- ☐ 疫学の三大要因は（病因）、（宿主）、（環境）である。

- ☐ 疫学研究は観察研究と（介入研究）に大別され、観察研究は（記述疫学）と（分析疫学）に分けられる。

- ☐ 対象者全員を調べる方法を（全数 or 悉皆）調査といい、全集団から一部を抽出して調査することを（標本）調査という。

- ☐ 全数（悉皆）調査は（時間）と（費用）に問題がある。

- ☐ コホート（要因対照）研究は（前向き）研究と、患者（症例）対照研究は（後ろ向き）研究といわれる。

- ☐ コホート（要因対照）研究は、観察期間が（長）いが、情報の信頼度は（高）い、ただし稀な疾患研究には適さない。

- ☐ 患者（症例）対照研究は、労力と費用の点において（少な）いが、バイアスが生じやすく、コホート（要因対照）研究に比べ信頼性が（低）い。

- ☐ コホート研究（要因対照研究）では、（相対危険度）と（寄与危険度）が算出できる。

- ☐ 患者（症例）対照研究では（相対危険度）は算出できないのでオッズ比が用いられる。

- ☐ 介入研究では、（無作為化（ランダム化）比較）試験が最も信頼性が高い手法である。

11 ▸医療の安全の確保と疫学 Q&A

Question	Answer
1 インフォームド・コンセントは説明と同意と訳される。	**1** ☐ ○
2 インフォームドコンセントにより自己決定権の行使が行われる。	**2** ☐ ○
3 インフォームド・コンセントは医師法に記載されている。	**3** ☐ ×：医療法
4 EBMは根拠に基づく医学のことである。	**4** ☐ ○
5 偽陽性率と偽陰性率が高いほどそのスクリーニング検査は有用である。	**5** ☐ ×：低いほど有用である。
6 敏感度と特異度が高いほどそのスクリーニング検査は有用である。	**6** ☐ ○
7 スクリーニングの目的は一次予防である。	**7** ☐ ×：二次予防を目的とする。
8 全集団から一部を抽出して調査することを悉皆調査という。	**8** ☐ ×：標本調査
9 悉皆調査は標本調査に比べ時間が短縮できる。	**9** ☐ ×：時間がかかる。
10 患者調査や国民生活基礎調査は標本調査である。	**10** ☐ ○
11 コホート研究は前向き研究と言われる。	**11** ☐ ○
12 コホート研究の情報信頼度は低い。	**12** ☐ ×：高い。
13 コホート研究ではオッズ比が算出される。	**13** ☐ ×：オッズ比は患者（症例）対照研究で算出される。
14 コホート研究ではバイアスの影響を受けやすい。	**14** ☐ ×：受けにくい。
15 コホート研究は稀な疾患の研究には適さない。	**15** ☐ ○
16 患者（症例）対照研究は、労力と費用の点において少ない。	**16** ☐ ○
17 ICD-10とはWHOが作成した国際疾病分類である。	**17** ☐ ○

当社「でるポとでる問」特設ページでは、出版後に判明した誤りの他、書籍
には収録していない問題等、最新の国家試験対策に有益な情報を公開して
います。
https://www.roundflat.jp/derupo/

柔道整復師国家試験対策
でるポとでる問
増補改訂第 2 版
【下巻】運動学・病理学・一般臨床医学・外科学・整形外科学・リハビリテーション医学・公衆衛生学

発行日　2018年11月17日　初版第1刷
　　　　2021年10月30日　増補改訂第2版第2刷
著　者　片岡彩子、鍵村昌範、木村文規、深谷高治、伏見直哉、荒木誠一、本川渉 他
発行者　濱野　実
発行所　有限会社ラウンドフラット
　　　　〒162-0064　東京都新宿区市谷仲之町2-44
　　　　URL https://www.roundflat.jp/